Krankenpfleger

in der Pädiatrie

Der vollständige Leitfaden

ALEXANDRE CAREWELL

Inhaltsverzeichnis

Kapitel 1: Einführung in die Pädiatrie   15

    Definition und Geschichte der   15
Pädiatrie.

    Die Bedeutung des pädiatrischen   16
Fachgebiets.

    Die verschiedenen Abteilungen und   18
Stationen in der Pädiatrie.

Kapitel 2: Die Beziehung zwischen   21
Krankenpfleger und Patient in der
Pädiatrie

    Der auf das Kind und seine Familie   21
ausgerichtete Ansatz.

    Alters- und entwicklungsgerechte   22
Kommunikationstechniken.

    Die Bedeutung des Zuhörens und   24
des Einfühlungsvermögens.

    Die Berücksichtigung von Schmerzen   26
und Ängsten bei Kindern.

Kapitel 3: Spezifische Fähigkeiten in der   28
Pädiatrie

    Die klinische Beurteilung des Kindes: 28
von der Geburt bis zur Adoleszenz.

Spezielle   Pflegetechniken: 30
Probenentnahmen, Katheterismus

Die Verabreichung von   32
Medikamenten bei Kindern.

Pädiatrische   Notfälle: Erkennen und   34
eingreifen.

Kapitel 4: Häufige Krankheitsbilder in der   37
Pädiatrie

Infektionskrankheiten und ihre   37
Behandlung.

Erkrankungen der Atemwege.   39

Verdauungs- und   41
Ernährungsstörungen.

Neurologische Pathologien.   43

Stoffwechsel- und genetische   45
Erkrankungen.

Kapitel 5: Psychosoziale   47
Herausforderungen in der Pädiatrie

Die Auswirkungen einer chronischen   47
Krankheit auf das Kind und seine
Familie.

Verhaltens- und   49
Entwicklungsstörungen.

Die Rolle des Krankenpflegers bei   51
der psychosozialen Begleitung und
Unterstützung.

Kapitel 6: Ethik in der Pädiatrie   53

4

Entscheidungsfindung bei   53
minderjährigen Patienten

   Die Rechte des Kindes im   55
Krankenhaus.

   Herausforderungen rund um das   57
Lebensende und die Palliativmedizin.

Kapitel 7: Teamarbeit in der Pädiatrie   60

   Zusammenarbeit mit anderen   60
Mitgliedern des Pflegeteams.

   Die Beziehung zu den Eltern und der   61
Familie

   Herausforderungen und Chancen der   63
Multidisziplinarität.

Kapitel 8: Die Besonderheiten der Pflege   66
in den verschiedenen Altersgruppen

   Die Behandlung von Neugeborenen   66
und Säuglingen.

   Die Besonderheiten des Kleinkindes   68
(2-6 Jahre).

   Pädiatrie für Kinder im Schulalter (7-12   70
Jahre).

   Der Übergang zur Pflege von   71
Jugendlichen (13-18 Jahre).

Kapitel 9: Prävention in der Pädiatrie   74

   Die Bedeutung von Impfungen.   74

   Vermeidung von Unfällen im Haushalt.   76

Gesundheitserziehung: Ernährung, 78
Hygiene, körperliche Aktivität.

Kapitel 10: Schmerzmanagement und 80
invasive Verfahren

Bewertung und Behandlung von 80
Schmerzen.

Nicht-pharmakologische Techniken 82
zur Schmerzlinderung.

Die Vorbereitung des Kindes auf 84
Interventionen und Prüfungen.

Kapitel 11: Begleitung von trauernden 87
Familien

Erkennen Sie die Warnsignale der 87
Trauer.

Die Phasen und der Prozess der 89
Trauer.

Die Rolle des Krankenpflegers bei 91
der Unterstützung von trauernden

Kapitel 12: Besondere Situationen in der 93
Pädiatrie

Das Kind mit besonderen 93
Bedürfnissen (Behinderung, seltene
Krankheiten).

Umgang mit missbrauchten Kindern. 95

Kinder mit besonderen diätetischen 97
Bedürfnissen (Allergien,
Unverträglichkeiten).

Kapitel 13: Technologien und Pädiatrie 99

Der Einsatz von Technologien bei der Überwachung und Pflege. 99

Telemedizin in der Pädiatrie. 101

Nützliche Apps und Plattformen für Kinderkrankenpfleger. 102

Kapitel 14: Sicherheit und Hygiene in der Pädiatrie 105

Spezifische Hygieneprotokolle für die Pädiatrie. 105

Prävention von nosokomialen Infektionen. 107

Umgang mit Notsituationen (Feuer, Evakuierung). 109

Kapitel 15: Die erzieherische Rolle des Kinderkrankenpflegers 112

Therapeutische Bildung bei chronischen Krankheiten. 112

Tipps für eine gesunde Lebensweise: Schlaf, Ernährung, körperliche Aktivität. 114

Schulung und Sensibilisierung von Eltern und Erziehungsberechtigten 116

Kapitel 16: Die Herausforderungen der ambulanten Versorgung 119

Organisation der außerklinischen Versorgung. 119

Konsultationen zu Hause. 121

Verwaltung von Langzeitbeobachtungen.   123

Kapitel 17: Besondere Verfahren in der Pädiatrie   126

Pädiatrische   Intensivstation und Reanimation.   126

Kinderchirurgie: Vorbereitung und Nachsorge.   128

Transplantation bei Kindern.   129

Kapitel 18: Pädiatrische Pharmakologie   132

Die Besonderheiten der Medikamentenverabreichung bei Kindern.   132

Häufige   Wechselwirkungen von Medikamenten.   134

Wachsamkeit gegenüber Nebenwirkungen und Medikamentenfehlern.   136

Kapitel 19: Simulation in der pädiatrischen Ausbildung   139

Die Bedeutung von Simulationen für die Weiterbildung.   139

Häufige Szenarien und wie man mit ihnen umgeht.   141

Feedback und kontinuierliche Verbesserung durch Simulationen.   143

Kapitel 20: Psychische Gesundheit in der Pädiatrie   145

Erkennen Sie die Anzeichen psychischer Not bei Kindern. 145

Die Auswirkungen von Krankenhausaufenthalten auf die psychische Gesundheit. 147

Zusammenarbeit mit psychosozialen Fachkräften. 149

Kapitel 21: Genetische und metabolische Erkrankungen in der Pädiatrie 151

Einführung in genetische Krankheiten. 151

Herausforderungen bei der Betreuung. 152

Zusammenarbeit mit Genetikern und genetischen Beratern. 154

Kapitel 22: Der Umgang mit Infektionskrankheiten 156

Häufige Infektionskrankheiten in der Pädiatrie. 156

Prävention und Kontrolle von Infektionen. 157

Impfen: Mythen und Tatsachen. 159

Kapitel 23: Ethik in der Pädiatrie 162

Häufige ethische Dilemmasituationen. 162

Das Lebensende und schwierige Entscheidungen 163

Die Bedeutung der informierten Zustimmung. 165

Kapitel 24: Die Betreuung von Kindern mit besonderen Bedürfnissen   168

Kinder mit Autismus-Spektrum-Störungen.   168

Kinder mit eingeschränkter Mobilität oder sensorischen   170

Zusammenarbeit mit multidisziplinären Teams für eine integrative Pflege.   172

Kapitel 25: Pädiatrische Notfälle   174

Die Besonderheiten von Notfällen bei Kindern.   174

Triage und Erstversorgung.   176

Vorbereitung auf seltenere Notsituationen.   177

Kapitel 26: Weiterbildung und berufliche Entwicklung   180

Wie wichtig es ist, seine Fähigkeiten zu aktualisieren.   180

Ressourcen für die Weiterbildung.   181

Die Rolle der Berufsverbände.   184

Kapitel 27: Sich als Kinderkrankenpfleger ausbilden und weiterentwickeln   186

Weiterbildungen und Fachausbildungen.   186

Die Bedeutung von Supervision und Mentoring.   188

Karriereaussichten und Spezialisierungen.   190

Kapitel 28: Die Zukunft der Pädiatrie: Innovationen und Entwicklungen   193

Neue Technologien im Dienste der Pädiatrie.   193

Vielversprechende medizinische Forschungen und Fortschritte   195

Zukünftige Herausforderungen für den Kinderkrankenpfleger.   197

Schlussfolgerung :   200

Der Kinderkrankenpfleger, ein wichtiges Glied im Pflegeverlauf des Kindes.   200

Glossar medizinischer Fachbegriffe.   202

Ressourcen und Berufsverbände.   204

Bibliografie.   206

« *Pädiatrie: Die subtile Kunst, eine Krankheit zu diagnostizieren, während man einem Strahl Kartoffelbrei ausweicht, Symptome durch eine Melodie aus Weinen zu entschlüsseln und ein Medikament zu verabreichen, während man den Clown spielt. Kurz gesagt, es ist wie ein Arzt, ein Jongleur, ein Detektiv und ein Komiker - alles auf einmal.* »

Kapitel 1 :
EINFÜHRUNG IN DIE PÄDIATRIE

Definition und Geschichte der Pädiatrie.

Die Pädiatrie, die oft mit einer Prise Humor als die Kunst des Jonglierens zwischen Medikamenten und Spielzeug beschrieben wird, ist in Wirklichkeit einer der ältesten und edelsten Zweige der Medizin. Sie ist es, die sich der Pflege der wertvollsten Schätze unserer Gesellschaft widmet: unserer Kinder. Seit den Anfängen der Menschheit stand die Gesundheit der Jüngsten immer im Mittelpunkt des Interesses. Die Heiler, Schamanen und Ärzte der alten Zeiten verfügten bereits über Kenntnisse über Kinderkrankheiten und deren Behandlung, auch wenn diese Methoden oft rudimentär und von Aberglauben geprägt waren.

Mit dem Aufkommen großer Zivilisationen wie dem alten Ägypten, Griechenland oder Rom begann sich die Pädiatrie als eigenständiges Fachgebiet herauszubilden. Hippokrates, der Vater der Medizin, verfasste Texte über Kinderkrankheiten und legte damit den Grundstein für diese Disziplin. Doch erst im europäischen Mittelalter begann sich die Pädiatrie wirklich zu profilieren. Ganze Abhandlungen wurden ihr gewidmet, in denen die Besonderheiten des sich entwickelnden Körpers und Geistes von Kindern anerkannt wurden.

Das moderne Zeitalter hat ein tieferes Verständnis für die einzigartigen Bedürfnisse von Kindern, ihre Krankheiten und deren Behandlung mit sich gebracht. Mit den Fortschritten in Wissenschaft und Technik hat sich die Pädiatrie von einem hauptsächlich auf Beobachtung basierenden Ansatz zu einer umfassenden medizinischen

Disziplin mit eigener Forschung, Spezialisierung und innovativen Behandlungsmethoden gewandelt.

Heute ist die Pädiatrie ein großes, dynamisches und sich ständig weiterentwickelndes Fachgebiet, das nicht nur Krankheiten behandelt, sondern sich auch um das allgemeine Wohlbefinden von Kindern von der Geburt bis zum Teenageralter bemüht. Und so wie Kinder wachsen und sich verändern, entwickelt sich auch die Pädiatrie weiter, passt sich an und wandelt sich, um den Bedürfnissen jeder neuen Generation gerecht zu werden.

Die Bedeutung des pädiatrischen Fachgebiets.

Die Pädiatrie ist weit mehr als nur ein Zweig der Medizin, sie ist sowohl auf individueller als auch auf gesellschaftlicher Ebene von entscheidender Bedeutung. Sie befasst sich nicht nur mit der Heilung, sondern auch mit der Gestaltung der Zukunft unserer Gesellschaft, denn die Kinder von heute sind die Führungspersönlichkeiten, Innovatoren und Bürger von morgen.

Zunächst einmal ist es von entscheidender Bedeutung zu erkennen, dass Kinder nicht einfach "Mini-Erwachsene" sind. Sie weisen anatomische, physiologische und emotionale Besonderheiten auf, die ein gesondertes Fachwissen erfordern. Die Krankheiten, die sie betreffen, die Art und Weise, wie sie auf Medikamente reagieren, oder ihre kognitive und emotionale Entwicklung erfordern besondere Kenntnisse und Fähigkeiten. In der Pädiatrie kann eine angemessene Betreuung positive Auswirkungen auf das ganze Leben haben.

Die Bedeutung der Pädiatrie liegt auch in ihrer Fähigkeit zur Prävention. Die Prävention ist ein zentraler Pfeiler dieses

Fachgebiets, da sie es ermöglicht, Probleme schon im frühesten Alter zu erkennen und zu behandeln. Ob Früherkennung, Impfungen oder Gesundheitserziehung - Kinderärzte spielen eine entscheidende Rolle, wenn es darum geht, jedem Kind eine gesunde Zukunft zu ermöglichen.

Darüber hinaus haben Kinderärzte auch eine grundlegende Rolle als Erzieher. Sie führen die oft ängstlichen oder hilflosen Eltern durch den Wachstumsprozess ihres Kindes, beraten sie in Fragen der Ernährung und Erziehung und helfen ihnen, die Entwicklungsstufen, Kinderkrankheiten oder auch die Herausforderungen im Zusammenhang mit der psychischen Gesundheit zu verstehen.

Darüber hinaus wirken sich Kinderärzte durch die Behandlung von Kindern auch auf das soziale Gefüge aus. Ein gesundes Kind ist eher in der Lage, in der Schule erfolgreich zu sein, ausgeglichene soziale Beziehungen zu entwickeln und später einen positiven Beitrag zur Gesellschaft zu leisten. Werden Störungen, seien sie physischer, psychologischer oder sozialer Art, bereits im frühen Kindesalter behandelt, können ihre langfristigen Folgen sowohl für den Einzelnen als auch für die Gesellschaft begrenzt werden.

Schließlich ist die Pädiatrie aufgrund ihrer Natur eine von Menschlichkeit geprägte Disziplin. Sie erinnert an die Bedeutung von Einfühlungsvermögen, Wohlwollen und Zärtlichkeit bei der Pflege. Ein Kinderarzt kann durch sein Zuhören und seine Geduld einen unauslöschlichen Eindruck im Herzen eines Kindes und seiner Familie hinterlassen und so das Vertrauen in die Welt der Medizin stärken.

Die Fachrichtung Pädiatrie ist weit mehr als nur eine medizinische Disziplin. Sie ist der Hüter unserer Zukunft und wacht über die Gesundheit, das Wohlbefinden und das Potenzial jedes einzelnen Kindes.

Die verschiedenen Dienste und Einheiten in der Pädiatrie.

Die Pädiatrie mit ihrem breiten Spektrum gliedert sich in mehrere Unterfachbereiche und Abteilungen, die sich jeweils auf eine bestimmte Altersgruppe, eine Krankheit oder eine Gruppe von Krankheiten oder eine bestimmte Art der Versorgung konzentrieren. Jede Einheit oder Abteilung trägt mit ihrem speziellen Fachwissen zur Gesamtversorgung des Kindes bei. Im Folgenden finden Sie einen Überblick über die verschiedenen Abteilungen und Stationen, die in der Regel in der Pädiatrie zu finden sind :

Abteilung für Neonatologie: Schwerpunkt auf der Behandlung von Neugeborenen, insbesondere von Frühgeborenen oder solchen, die bei der Geburt gesundheitliche Probleme haben.

Pädiatrische Intensivstation (USIP): Sie kümmert sich um schwerkranke oder verletzte Kinder, die eine intensive Überwachung und Pflege benötigen.

Abteilung für allgemeine Pädiatrie: Hier wird eine Reihe von Krankheiten und Verletzungen behandelt, die bei Kindern häufig auftreten.

Abteilung für pädiatrische Kardiologie: Spezialisiert auf angeborene oder erworbene Herzkrankheiten bei Kindern.

Abteilung für pädiatrische Endokrinologie: Schwerpunkt auf Hormon- und Stoffwechselstörungen.

Abteilung für pädiatrische Gastroenterologie: Sie befasst sich mit Erkrankungen des Verdauungssystems bei Kindern.

Abteilung für pädiatrische Nephrologie: Konzentriert sich auf Nierenerkrankungen.

Abteilung für pädiatrische Neurologie: Sie befasst sich mit neurologischen Störungen wie Epilepsie, Bewegungsstörungen und anderen.

Abteilung für pädiatrische Onkologie und Hämatologie: Hier werden Kinder mit Krebserkrankungen und Blutkrankheiten betreut.

Abteilung für pädiatrische Rheumatologie: Behandelt entzündliche und Autoimmunerkrankungen bei Kindern.

Abteilung für pädiatrische Pneumologie: Schwerpunkt auf Atemwegserkrankungen.

Abteilung für Kinderorthopädie: Konzentriert sich auf muskuloskelettale Probleme bei Kindern.

Abteilung für Kinderchirurgie: Sie befasst sich mit notwendigen chirurgischen Eingriffen bei Kindern.

Abteilung für Kinder- und Jugendpsychiatrie: Widmet sich der psychischen Gesundheit von Kindern und Jugendlichen.

Abteilung für pädiatrische Infektiologie: Sie befasst sich mit häufigen und seltenen Infektionen bei Kindern.

Abteilung für pädiatrische Dermatologie: Schwerpunkt auf kinderspezifischen Hauterkrankungen.

Abteilung für Medizinische Genetik: Sie befasst sich mit genetischen Störungen und Erbkrankheiten.

Abteilung für pädiatrische Rehabilitation und Wiederherstellung: Hilft Kindern, sich nach einer schweren Krankheit, Operation oder Verletzung zu erholen.

Diese Abteilungen und Stationen arbeiten oft interdisziplinär und arbeiten eng zusammen, um eine ganzheitliche Betreuung des Kindes zu ermöglichen. Neben diesen Fachrichtungen gibt es auch unterstützende Teams wie Psychologie, Ernährungsberatung, Physiotherapie und viele andere, die gemeinsam daran arbeiten, das ganzheitliche Wohlbefinden des Kindes zu gewährleisten.

Kapitel 2 :
DIE BEZIEHUNG ZWISCHEN KRANKENPFLEGER UND PATIENT IN DER PÄDIATRIE

Der zentrierte Ansatz über das Kind und seine Familie.

Der kind- und familienzentrierte Ansatz ist ein Grundprinzip der Pädiatrie, das das Kind nicht nur als Patienten, sondern auch als Mitglied einer dynamischen Familieneinheit anerkennt. Diese Philosophie geht über das bloße medizinische Handeln hinaus und umfasst die emotionale, soziale und psychologische Realität des Kindes. Sie beruht auf dem Gedanken, dass es für eine echte Behandlung eines Kindes unerlässlich ist, sein Umfeld, seine Angehörigen und die emotionalen Bindungen, die es mit seiner Familie verbindet, zu berücksichtigen.

Aus dieser Perspektive wird jedes Kind als einzigartiges Individuum mit eigenen Bedürfnissen, Ängsten, Hoffnungen und Träumen wahrgenommen. Die Krankheit oder Verletzung eines Kindes wirkt sich nicht nur auf seinen Körper aus, sondern berührt auch seinen Geist, seine Gefühle und seine Identität. Ebenso erlebt die Familie, die oft hilflos Zeuge des Leidens ihres Nachwuchses ist, ihre eigenen Qualen, Sorgen und Hoffnungen. Es ist daher von größter Bedeutung, dass ihre Stimmen, Sorgen und Sehnsüchte im Pflegeprozess berücksichtigt werden.

Dieser humanistische Ansatz führt zu einer engen Zusammenarbeit zwischen der medizinischen Fachkraft, dem Kind und seiner Familie. Sie lädt zum Zuhören, zum Dialog und zum Austausch ein und schafft so eine

Atmosphäre des Vertrauens und des gegenseitigen Respekts. Medizinische Entscheidungen werden nicht mehr einseitig getroffen, sondern sind das Ergebnis gemeinsamer Überlegungen, bei denen sich medizinisches Fachwissen mit den Vorlieben, Werten und besonderen Bedürfnissen des Kindes und seiner Familie verbindet.

Darüber hinaus umfasst der kinder- und familienzentrierte Ansatz auch praktische Aspekte der Pflege. Er beinhaltet kinderfreundliche Einrichtungen in Gesundheitseinrichtungen, die Einbeziehung von Spielen oder spielerischen Aktivitäten in den Heilungsprozess und die beruhigende Anwesenheit von Angehörigen während der Konsultationen oder Behandlungen.

Im Mittelpunkt dieses Ansatzes steht eine tiefe Überzeugung: Um ein Kind zur Genesung zu führen, reicht es nicht aus, nur seinen Körper zu behandeln, sondern man muss auch seinen Geist nähren, sein Herz trösten und seinen Lebensweg mit dem seiner Lieben verflechten. In dieser Verbindung von medizinischer Versorgung und familiärer Harmonie liegt die wahre Essenz des kinder- und familienzentrierten Ansatzes.

Kommunikationstechniken alters- und entwicklungsangemessen

Bei der Kommunikation mit Kindern ist es von entscheidender Bedeutung, die eigene Sprache zu verstehen und an das Alter und den Entwicklungsstand des Kindes anzupassen. Eine effektive Kommunikation erleichtert nicht nur den Pflegeprozess, sondern stärkt auch das Vertrauen und das Wohlbefinden des Kindes.

Kleinkinder (0-2 Jahre) :
In diesem Alter findet die Kommunikation hauptsächlich nonverbal statt. Gestik, Gesichtsausdruck und Tonfall spielen eine zentrale Rolle.
- Verwenden Sie einen sanften, beruhigenden Ton.
- Beruhigender Körperkontakt, wie z. B. Streicheln oder Tragen, ist von entscheidender Bedeutung.
- Die Anwesenheit eines Elternteils ist oft tröstlich.

Vorschule (3-5 Jahre) :
Die Kinder beginnen, ihre Sprache zu entwickeln, aber ihr Verständnis bleibt konkret.
- Verwenden Sie eine einfache und klare Sprache.
- Einfache Geschichten oder Metaphern können dabei helfen, Konzepte zu erklären.
- Die Verwendung von Spielzeug oder Puppen kann das Verständnis erleichtern.

Schulalter (6-12 Jahre) :
Diese Kinder haben ein besseres Verständnis, können aber Angst vor dem Unbekannten haben.
- Seien Sie ehrlich, aber bleiben Sie gleichzeitig beruhigend.
- Ermutigen Sie zu Fragen und seien Sie geduldig bei Ihren Antworten.
- Zeichnungen oder Schemata können helfen, medizinische Verfahren oder Konzepte zu erklären.

Jugendliche (13-18 Jahre) :
Sie sind in der Lage, abstrakt zu denken, und brauchen Respekt und Autonomie.
- Behandeln Sie sie als aktive Partner in ihrer Pflege.
- Respektieren Sie ihre Intimsphäre und ihr Bedürfnis nach Autonomie.
- Ermutigen Sie sie, ihre Sorgen oder Ängste zu äußern.

Unabhängig vom Alter erweisen sich einige universelle Kommunikationstechniken als wirksam:

Aktives Zuhören: Zeigen Sie, dass Sie wirklich auf das achten, was das Kind sagt.

Validierung von Gefühlen : Erkennen und Validieren der Gefühle des Kindes, seien es Ängste, Frustrationen oder Freuden.

Nonverbale Kommunikation: Körpersprache, Blickkontakt und Tonfall sollten mit der verbalen Botschaft übereinstimmen.

Stellen Sie offene Fragen : Dies ermutigt das Kind, mehr darüber mitzuteilen, was es fühlt oder denkt.

Vermeiden Sie medizinischen Fachjargon: Vereinfachen Sie die Sprache und vergewissern Sie sich, dass das Kind (und seine Familie) sie verstanden hat.

Effektiv mit Kindern zu kommunizieren erfordert Geduld, Einfühlungsvermögen und die Bereitschaft, sich in ihre Welt hineinzuversetzen. Indem wir auf ihre Entwicklungsbedürfnisse achten und unsere Vorgehensweise anpassen, können wir starke und vertrauensvolle Beziehungen aufbauen, die für eine erfolgreiche Betreuung unerlässlich sind.

Die Bedeutung des Zuhörens und Empathie.

Zuhören und Einfühlungsvermögen sind weit mehr als bloße Beziehungsfähigkeiten; sie bilden den Kern einer echten und aufrichtigen Kommunikation, insbesondere im medizinischen Bereich. Wenn ein Patient, ob jung oder erwachsen, die Tür einer Gesundheitseinrichtung durchschreitet, bringt er nicht nur körperliche Symptome mit, sondern auch ein Mosaik aus Emotionen, Sorgen, Hoffnungen und Erlebnissen. Aktives Zuhören geht über das bloße Aufnehmen von Worten hinaus und besteht darin, diese Realität in ihrer Gesamtheit zu erfassen und dabei besonders auf die zugrunde liegenden Emotionen und das Unausgesprochene zu achten.

Jedes Mal, wenn ein Gesundheitsexperte sich wirklich bemüht, zuzuhören, sendet er eine starke Botschaft: "Ich bin für Sie da. Ihre Erfahrung und Ihre Gefühle zählen". Diese Bestätigung der Gefühle des Patienten schafft ein Klima des Vertrauens, das für eine effektive Zusammenarbeit unerlässlich ist. Zuhören beschränkt sich nicht auf die Ohren, sondern bezieht alle unsere Sinne, unsere Intuition und vor allem unser Herz mit ein.

Empathie wiederum ist die Fähigkeit, sich in einen anderen Menschen hineinzuversetzen und zumindest teilweise zu fühlen, was er empfindet. Im medizinischen Kontext bedeutet dies, den Schmerz, die Angst, die Verwirrung oder sogar die Hoffnung eines Patienten zu erkennen und mitfühlend darauf zu reagieren. Empathie geht über einfache Sympathie hinaus - sie ist ein tiefes und authentisches Eintauchen in die Gefühlswelt des anderen.

Zusammen bilden Zuhören und Einfühlungsvermögen ein starkes Duo, das eine medizinische Konsultation in eine echte menschliche Begegnung verwandelt. Sie bauen eine Brücke zwischen dem Gesundheitsexperten und dem Patienten, reißen Barrieren nieder und schaffen einen sicheren Raum, in dem die Heilung wirklich beginnen kann. In einer zunehmend technisierten medizinischen Welt ist es entscheidend, sich daran zu erinnern, dass hinter jeder Untersuchung, jedem Rezept und jeder Diagnose ein Mensch mit Bedürfnissen, Träumen und Ängsten steht. Und indem wir aufrichtig zuhören und mit Einfühlungsvermögen reagieren, berühren wir wirklich das Leben dieser Menschen und fördern nicht nur ihre körperliche Heilung, sondern auch ihr emotionales und psychologisches Wohlbefinden.

Die Berücksichtigung von Schmerzen und Angstzuständen bei Kindern.

Die Berücksichtigung von Schmerzen und Ängsten bei Kindern ist ein grundlegender Aspekt der pädiatrischen Versorgung. Schmerzen, ob körperlich oder emotional, können einen jungen Geist nachhaltig prägen und nicht nur seine unmittelbare Wahrnehmung der medizinischen Versorgung, sondern auch seine zukünftige Beziehung zum Gesundheitssystem beeinträchtigen.

Jedes Kind hat im Umgang mit Schmerzen und Angst seine eigene Reaktionskonstellation, die von seinem Alter, seiner Entwicklung, seinen Erfahrungen und seiner Persönlichkeit beeinflusst wird. Daher ist es für Gesundheitsfachkräfte von entscheidender Bedeutung, dass sie über einen besonderen Scharfsinn verfügen, um diese manchmal subtilen Signale zu entschlüsseln, die weit über einfache Worte oder Weinen hinausgehen.

Entgegen einer weit verbreiteten Meinung ist der Schmerz bei Kindern nicht einfach eine "miniaturisierte" Version des Schmerzes bei Erwachsenen. Kinder verfügen nicht immer über die sprachlichen oder kognitiven Mittel, um ihren Schmerz angemessen auszudrücken. Außerdem können ihre Schmerzschwelle, ihre Toleranz und die Art und Weise, wie sie ihren Schmerz äußern, je nach Entwicklungsstadium stark variieren. Unbehandelte oder unterschätzte Schmerzen können langfristig schädliche Folgen haben, sowohl physisch als auch psychisch.

Angst wiederum ist ein häufiger Begleiter von Kindern, die mit medizinischen Situationen konfrontiert werden, sei es eine einfache Konsultation oder ein invasiverer Eingriff. Krankenhäuser mit ihrer unbekannten Umgebung, ihren Geräuschen, Gerüchen und verwirrenden Routinen können für einen jungen Geist eine Quelle intensiven Stresses sein.

Nicht zu vergessen die Angst vor der Trennung von den Eltern oder die Furcht vor dem Unbekannten und potenziell Schmerzhaften.

Die effektive Behandlung von Schmerzen und Angst beruht auf mehreren Säulen:

- **Genaue Einschätzung**: Verwenden Sie Skalen, die dem Alter und der Entwicklung des Kindes entsprechen, um Schmerzen und Ängste regelmäßig zu beurteilen.
- **Antizipation**: Schmerzen und Ängste so weit wie möglich verhindern, sei es durch Medikamente, nicht-pharmakologische Techniken oder psychologische Interventionen.
- **Aufklärung**: Informieren Sie das Kind und seine Familie in geeigneter Weise über die bevorstehende Versorgung, um Ängste und Unbekanntes abzubauen.
- **Einbeziehung der Eltern** : Ermutigen Sie die Anwesenheit und Beteiligung der Eltern oder Erziehungsberechtigten, da sie oft die beste Quelle des Trostes für das Kind sind.
- **Angemessene Umgebung**: Schaffen Sie eine "kinderfreundliche" Krankenhausumgebung mit verspielten Räumen, hellen Farben und speziell auf die Bedürfnisse von Kindern geschultem Personal.

Schmerzen und Ängste können, wenn sie nicht angemessen bewältigt werden, tiefe emotionale Narben hinterlassen. Mit wohlwollender Aufmerksamkeit, aufmerksamem Zuhören und einer angemessenen Betreuung ist es jedoch möglich, jedem Kind eine medizinische Erfahrung zu bieten, die seine Würde, Integrität und Sensibilität respektiert.

Kapitel 3 :
SPEZIFISCHE FÄHIGKEITEN
IN DER PÄDIATRIE

Die klinische Beurteilung des Kindes : von der Geburt bis zur Adoleszenz.

Die klinische Beurteilung von Kindern von der Geburt bis zur Adoleszenz ist ein sorgfältiger und mehrdimensionaler Prozess, der einen auf die jeweilige Entwicklungsphase abgestimmten Ansatz erfordert. Diese Beurteilung unterscheidet sich nicht nur durch das Alter des Kindes, sondern auch durch seine Physiologie, Psychologie und sein Verhalten, das sich mit zunehmendem Wachstum und Reife schnell verändert.

Neugeborene bis Säuglinge (0-1 Jahr) :
Anamnese: Sammlung von Informationen über Schwangerschaft, Geburt, Familiengeschichte und medizinische Vorgeschichte.
Körperliche Untersuchung: Inspektion der Haut, des Muskeltonus, der primitiven Reflexe, der Genitalien und der Fontanellen.
Sensorische Beurteilung: Reaktion auf Licht, Geräusche und taktile Reize.
Entwicklungsüberwachung: Verfolgung von Gewichtszunahme, Wachstum und Erreichen der motorischen Meilensteine.
Kleinkindalter (1-3 Jahre) :
Anamnese: Ernährungsgeschichte, Sprachentwicklung, Schlafgewohnheiten.
Körperliche Untersuchung: Beurteilung des Gehens, der Sprache und der motorischen Fähigkeiten.

Beurteilung des Verhaltens: Interaktion mit den Eltern, Spiele, Reaktion auf Fremde.

Beurteilung der Entwicklung: Feinmotorische Fähigkeiten, Befolgen einfacher Anweisungen, Nachahmungsspiele.

Vorschulalter (3-6 Jahre) :

Anamnese: Vorbereitung auf die Schule, Sozialverhalten und Lernfähigkeit.

Körperliche Untersuchung: Sehen, Hören, Zahnentwicklung.

Psychologische Beurteilung: Aufmerksamkeitsfähigkeit, Gruppenverhalten, fantasievolle Spiele.

Beurteilung der Entwicklung: Motorische Fähigkeiten, Erkennen von Farben und Formen, Sprachkenntnisse.

Schulalter (6-12 Jahre) :

Anamnese: Schulische Leistungen, außerschulische Aktivitäten, Beziehungen zu Gleichaltrigen.

Körperliche Untersuchung: Beurteilung des Wachstums, der Pubertät und der Entwicklung des Muskel-Skelett-Systems.

Psychosoziale Beurteilung: Selbstwertgefühl, soziale Kompetenzen, Denkvermögen.

Beurteilung der Entwicklung: Kognitive Fähigkeiten, akademische Fähigkeiten, Problemlösung.

Jugend (12-18 Jahre) :

Anamnese: Lebensgewohnheiten, sexuelle Gesundheit, Alkohol- oder Drogenkonsum, psychische Gesundheit.

Körperliche Untersuchung: Pubertätsstadien, Wachstum, Seh- und Hörvermögen.

Psychosoziale Bewertung: Beziehungen zu Gleichaltrigen, persönliche Identität, Zukunftswünsche.

Beurteilung der Entwicklung: Fortgeschrittene kognitive Fähigkeiten, akademische Kompetenzen, Planung und Entscheidungsfindung.

Die klinische Beurteilung von Kindern in jeder Lebensphase erfordert einen ganzheitlichen Ansatz, der nicht nur die physiologischen Aspekte, sondern auch die psychologischen, sozialen und entwicklungsbedingten Dimensionen berücksichtigt. Jedes Alter hat seine eigenen Herausforderungen und Besonderheiten, und eine sorgfältige und angemessene Beurteilung trägt dazu bei, das Wohlbefinden und die optimale Gesundheit des Kindes auf seinem Weg ins Erwachsenenalter zu gewährleisten.

Spezielle Pflegetechniken: Probenentnahmen, Katheterismus usw.

Spezifische Pflegetechniken in der Pädiatrie sind Interventionen, die üblicherweise zur Diagnose, Behandlung oder Überwachung des Gesundheitszustands eines Kindes durchgeführt werden. Jede dieser Techniken muss auf das Alter, die Größe und den Entwicklungsstand des Kindes abgestimmt sein. Ansätze, die bei Erwachsenen funktionieren, sind nicht unbedingt für Kinder geeignet, weshalb die Techniken angepasst werden müssen und eine spezielle Ausrüstung erforderlich ist. Hier ein Überblick über einige dieser Techniken :

1. Probenahme :
    Blut: Wird in der Regel aus einer oberflächlichen Vene entnommen, oft am Handrücken oder an der Innenseite des Ellenbogens. Bei Neugeborenen und Säuglingen kann auch eine Probe aus der Ferse entnommen werden.
    Urin: Bei Säuglingen werden häufig pädiatrische Sammelbeutel verwendet. Bei älteren Kindern kann

eine spontane Blasenentleerung in einen sterilen Behälter verlangt werden.

Stuhl: Mithilfe von Probengläsern oder bei Säuglingen direkt aus den Windeln gesammelt.

Liquor: Wird durch eine Lumbalpunktion gewonnen. Dieses Verfahren erfordert eine sorgfältige Vorbereitung und Sedierung.

2. Katheterismus :

Blasenkatheterismus: Einführen eines Katheters in die Blase, in der Regel um sterilen Urin zu sammeln oder die Urinproduktion zu überwachen.

Herzkatheterisierung: Ein Katheter wird in eine Vene oder Arterie eingeführt und zum Herzen geführt, um bestimmte Herzkrankheiten zu diagnostizieren oder zu behandeln.

3. Verabreichungswege von Medikamenten :

Intravenöse (IV) Anwendung: Eine Nadel oder ein Katheter wird in eine Vene eingeführt, meist am Arm oder an der Hand.

Intramuskuläre (IM) Verabreichung: Die Medikamente werden tief in den Muskel gespritzt, meist in den Oberarm, den Oberschenkel oder das Gesäß.

Subkutane Verabreichung: Die Medikamente werden in das Fettgewebe unter der Haut injiziert.

4. Enterale Ernährung :

Nasogastrische oder nasoenterale Sonden: Werden durch die Nase eingeführt, um Nahrung direkt in den Magen oder den Dünndarm zu verabreichen.

Gastrostomie: Eine chirurgische Öffnung wird direkt am Magen vorgenommen, um eine Ernährungssonde einzuführen.

5. Atemtechniken :

Sauerstofftherapie: Verabreichung von Sauerstoff in höheren Konzentrationen als in der Umgebungsluft über Nasenbrillen, Masken oder Zelte.

Aerosoltherapie: Verabreichung von Medikamenten in Form von Aerosolen zur Inhalation.

Assistierte Beatmung: Einsatz von Maschinen, um die natürliche Atmung des Kindes zu unterstützen oder zu ersetzen.

Jede Technik erfordert nicht nur eine spezielle Ausbildung für das Gesundheitspersonal, sondern auch einen kindzentrierten Ansatz, um Trauma und Unbehagen zu minimieren. Aufklärung, Ablenkung und Trost sind entscheidend, um diese Verfahren für die jungen Patienten erträglicher zu machen.

Die Verabreichung von Medikamenten bei Kindern.

Die Verabreichung von Medikamenten bei Kindern ist ein entscheidendes Thema in der Pädiatrie. Im Gegensatz zu Erwachsenen haben Kinder eine sich ständig verändernde Physiologie, spezifische Stoffwechselbedürfnisse und eine fortschreitende Organentwicklung. All diese Faktoren machen die pädiatrische Medikation komplex. Hier ist eine flüssige, nicht segmentierte Erkundung dieses Themas :

Wenn ein Arzt einem Kind ein Medikament verschreibt, geht es nicht nur darum, die Dosis an das Gewicht oder das Alter anzupassen. Die Metabolisierung von Arzneimitteln bei Kindern unterscheidet sich stark von der bei Erwachsenen. Die Leber, die das Hauptorgan für die Entgiftung von Arzneimitteln ist, und die Nieren, die für die Ausscheidung entscheidend sind, entwickeln sich bei jungen Menschen ständig weiter. Dies kann die Art und Weise beeinflussen, wie ein Arzneimittel aufgenommen, verteilt, verstoffwechselt und aus dem Körper des Kindes ausgeschieden wird.

Außerdem ist die Blut-Hirn-Schranke, die das Gehirn vor potenziell schädlichen Substanzen schützt, bei Säuglingen nicht so gut entwickelt, was dazu führen kann, dass einige Medikamente bei ihnen stärker wirken oder giftig sind. Kinder, insbesondere Säuglinge, haben außerdem einen höheren Wasseranteil im Körper als Erwachsene, was die Verteilung von wasserlöslichen Arzneimitteln beeinflussen kann.

Es ist auch von entscheidender Bedeutung, die Akzeptanz des Medikaments durch das Kind zu berücksichtigen. Die Form, der Geschmack, die Farbe und die Art der Verabreichung können alle die Bereitschaft des Kindes, das Medikament einzunehmen, beeinflussen. Bei kleinen Kindern werden häufig flüssige Formen mit Geschmack verwendet, aber wenn sie älter werden, können sie auf Tabletten oder Kapseln umsteigen. Verabreichungsgeräte, wie z. B. orale Spritzen, können helfen, Kindern, die noch keine Pillen schlucken können, genaue Dosen zu verabreichen.

Lassen Sie uns nun über die Sicherheit sprechen. Übermedikation ist in der Pädiatrie ein großes Problem. Bei den oft engen therapeutischen Spielräumen kann ein kleiner Fehler bei der Dosierung schwerwiegende Folgen haben. Daher ist es von entscheidender Bedeutung, dass Eltern und Pflegekräfte klar verstehen, wie und wann ein Medikament verabreicht werden muss. Pflegehelfer sollten sich auch der Anzeichen einer Überdosierung bewusst sein und wissen, wann sie Hilfe holen müssen.

Bildung ist der Schlüssel. Die Angehörigen der Gesundheitsberufe müssen dafür sorgen, dass Eltern und Betreuer klare und verständliche Informationen erhalten. Dazu gehören Demonstrationen, wie man Dosen misst und verabreicht, sowie Informationen über mögliche Nebenwirkungen und wie man mit ihnen umgeht.

Die Verabreichung von Medikamenten bei Kindern ist ein heikles Gleichgewicht zwischen therapeutischer Notwendigkeit und Sicherheit. Mit einem kindzentrierten Ansatz und einer angemessenen Aufklärung von Eltern und Pflegepersonal können wir dafür sorgen, dass Kinder die Pflege erhalten, die sie brauchen, und gleichzeitig die damit verbundenen Risiken minimieren.

Pädiatrische Notfälle : erkennen und eingreifen.

Pädiatrische Notfälle sind akute medizinische Situationen, die ein schnelles Eingreifen erfordern, um potenziell schwerwiegende Folgen bei Kindern zu verhindern. Die Fähigkeit, solche Situationen zu erkennen und wirksam einzugreifen, ist für alle Angehörigen der Gesundheitsberufe lebenswichtig, vor allem für diejenigen, die in der Pädiatrie arbeiten. Lassen Sie uns gemeinsam in diese Welt eintauchen, in der jede Sekunde zählt.

Zunächst einmal ist es von entscheidender Bedeutung zu verstehen, dass Kinder nicht einfach "kleine Erwachsene" sind. Ihre Physiologie, Anatomie und Reaktion auf Krankheiten oder Verletzungen können sich erheblich von denen Erwachsener unterscheiden. Aus diesem Grund können sich die Anzeichen und Symptome eines Notfalls bei Kindern anders äußern.

Die Atemwege und die Atmung haben oft höchste Priorität. Kinder haben engere Atemwege und sind daher anfälliger für Verstopfungen oder Schwellungen infolge von Infektionen oder Verletzungen. Ein Kind mit Anzeichen von Atemnot, wie Ziehen, Zyanose oder schneller, flacher Atmung, erfordert sofortige Aufmerksamkeit.
Herz-Kreislauf-Probleme sind ebenfalls häufig. Ein schneller Puls, Blässe, kalte Extremitäten oder eine

verzögerte Kapillarfüllung können erste Anzeichen für ein Kreislaufversagen sein. Bei Säuglingen kann ein subtiles Zeichen wie Lethargie oder Nahrungsverweigerung ein Vorbote sein.

Traumata machen einen großen Teil der pädiatrischen Notfälle aus. Ob es sich um Stürze, Verbrennungen, verschluckte Fremdkörper oder Verletzungen durch Verkehrsunfälle handelt, eine schnelle Beurteilung und angemessene Behandlung sind entscheidend. Beispielsweise ist ein Knochenbruch bei einem Kind möglicherweise nicht so offensichtlich wie bei einem Erwachsenen, da die Knochen von Kindern weicher sind.

Fieberkrämpfe sind zwar beängstigend zu beobachten, kommen bei Kindern aber relativ häufig vor und sind in der Regel harmlos. Es ist jedoch entscheidend, diese Krämpfe von anderen möglichen Ursachen für Krämpfe, wie Infektionen des zentralen Nervensystems, zu unterscheiden.

Infektionen sind eine weitere häufige Ursache für Besuche in der pädiatrischen Notaufnahme. Eine Meningitis, Sepsis oder Lungenentzündung kann sich bei Kindern, insbesondere bei Säuglingen, schnell entwickeln. Das frühzeitige Erkennen von Anzeichen wie anhaltendem Fieber, Nahrungsverweigerung, Schläfrigkeit oder Reizbarkeit kann lebensrettend sein.

Die Intervention bei pädiatrischen Notfällen beschränkt sich nicht nur auf die medizinische Versorgung. Ebenso entscheidend ist es, dem Kind und seiner Familie auf einfühlsame Weise zu begegnen, indem man beruhigt und effektiv kommuniziert. Der kindzentrierte Ansatz beinhaltet, so weit wie möglich nicht-invasive Techniken zu verwenden, dem Kind und seiner Familie jeden Schritt des Prozesses zu erklären und während der gesamten Behandlung für ihr Wohlbefinden und ihre Sicherheit zu sorgen.

Pädiatrische Notfälle sind ein Bereich der Medizin, in dem sich Wissen, schnelles Handeln und Sensibilität kreuzen.

Die Effizienz bei der Behandlung dieser Situationen kann für ein Kind und seine Familie den entscheidenden Unterschied ausmachen.

Kapitel 4 :
HÄUFIGE PATHOLOGIEN
IN DER PÄDIATRIE

Infektiöse Krankheiten
und ihre Behandlungen.

Infektionskrankheiten bei Kindern machen einen großen Teil der Pädiatrie aus. Sie umfassen eine Reihe von Erkrankungen, die durch Infektionserreger wie Viren, Bakterien, Pilze und Parasiten verursacht werden. In jeder Wachstumsphase können spezifische Infektionskrankheiten auftreten, deren Behandlung ein umfassendes Wissen erfordert. Lassen Sie uns dieses umfangreiche Thema auf fließende Weise erkunden.

Wenn wir über **Infektionskrankheiten in der Pädiatrie** sprechen, ist das klassische Bild das eines fiebrigen Kindes, vielleicht mit Husten oder einer laufenden Nase. Doch jenseits dieses Bildes ist die Realität weitaus komplexer. Infektionen bei Kindern können von einfachen Erkältungen bis hin zu schweren, sogar lebensbedrohlichen Infektionen reichen.

Virusinfektionen sind wahrscheinlich die häufigsten. Wer hat noch nie von Windpocken, Grippe oder Rosazea gehört? Diese Krankheiten sind zwar in der Regel harmlos, können aber bei manchen Kindern schwer verlaufen. Die Grippe beispielsweise, die oft als einfache "Wintererkältung" angesehen wird, kann zu schweren Komplikationen wie Lungenentzündung oder Herzmuskelentzündung führen. Antivirale Medikamente wie Tamiflu können zur Behandlung der Grippe eingesetzt werden, aber die Vorbeugung durch Impfung bleibt der wirksamste Schutz.

Bakterielle Infektionen hingegen verlaufen oft schwerer. Man denke nur an die bakterielle Meningitis oder die Pneumokokken-Pneumonie. Diese Infektionen erfordern eine schnelle Behandlung, oft mit Breitbandantibiotika, bevor der genaue Krankheitserreger identifiziert werden kann. Sobald das verursachende Bakterium identifiziert ist, kann eine gezieltere Behandlung eingeleitet werden. Antibiotikaresistenzen sind ein zunehmendes Problem, weshalb ein sorgfältiger Umgang mit diesen Medikamenten wichtig ist.

Pilzinfektionen sind zwar weniger häufig, können aber vor allem bei immungeschwächten Kindern vorkommen. Die orale Candidose, die gemeinhin als "Soor" bezeichnet wird, ist eine häufige Infektion bei Säuglingen. Antimykotika wie Fluconazol können zur Behandlung dieser Infektionen eingesetzt werden.

Auch parasitäre Infektionen dürfen nicht vergessen werden. Madenwürmer, die für nächtlichen Juckreiz am After verantwortlich sind, kommen bei Kindern in Gemeinschaftseinrichtungen häufig vor. Antiparasitika wie Mebendazol sind bei der Behandlung dieses Zustands wirksam.

Die Prävention von Infektionskrankheiten erfolgt in erster Linie durch **Impfungen, die** eine starke Waffe gegen viele Krankheiten darstellen. Impfstoffe haben dazu beigetragen, früher weit verbreitete Krankheiten wie Polio oder Masern zu eliminieren oder ihre Häufigkeit drastisch zu reduzieren.

Ein weiterer grundlegender Aspekt der Prävention ist die **Hygiene**. Wenn man Kindern gute Praktiken beibringt, wie regelmäßiges Händewaschen und die Verwendung von

Einwegtaschentüchern, kann die Übertragung von Infektionen erheblich reduziert werden.

Infektionskrankheiten in der Pädiatrie umfassen ein breites Spektrum. Ihre Behandlung erfordert ein gründliches Verständnis der Pathologie, aber auch einen kindzentrierten Ansatz, bei dem die besonderen Bedürfnisse des Kindes berücksichtigt werden. Die Prävention durch Impfung und Hygieneerziehung bleibt der Grundpfeiler der Bekämpfung dieser Infektionen.

Erkrankungen der Atemwege.

Atemwegserkrankungen bei Kindern nehmen in der Pädiatrie einen wichtigen Platz ein. Das Atmungssystem von Kleinkindern entwickelt sich ständig weiter, wodurch sie anfällig für verschiedene Erkrankungen sind. Die Bandbreite der Atemwegserkrankungen ist groß und reicht von einer einfachen Rhinitis bis hin zu schweren Erkrankungen wie einer Lungenentzündung. Tauchen wir ein in diese Welt, in der jeder Atemzug zählt.

Das **Atmungssystem** von Kindern weist einzigartige anatomische und physiologische Merkmale auf. Die Atemwege sind enger, das Zwerchfell spielt bei der Atmung eine herausragende Rolle und der Brustkorb ist flexibler. Diese Besonderheiten machen Kinder besonders anfällig für Infektionen und Verstopfungen.

Virusinfektionen, wie das Rhinovirus oder das Respiratory Syncytial Virus (RSV), sind häufig die Ursache für häufige Erkrankungen. Die Bronchiolitis, die in der Regel durch RSV verursacht wird, ist eine Entzündung der kleinen Atemwege. Sie betrifft vor allem Säuglinge und kann in manchen Fällen einen Krankenhausaufenthalt zur Behandlung mit Sauerstofftherapie erforderlich machen.

Asthma und Bronchospasmen sind häufige chronische Erkrankungen bei Kindern. Sie zeichnen sich durch eine Entzündung der Atemwege aus und können durch Allergene, Infektionen, körperliche Betätigung oder andere Faktoren ausgelöst werden. Bronchodilatatoren wie Salbutamol und inhalative Kortikosteroide sind gängige Behandlungsmethoden.

Eine **Lungenentzündung** ist eine Infektion der Lunge, die in der Regel durch Bakterien wie Pneumokokken, aber auch durch Viren verursacht wird. Sie kann durch gemeinschaftliche oder nosokomiale Ursachen verursacht werden. Die Symptome sind unterschiedlich, aber Fieber, Husten und Atemnot sind häufig. Die Behandlung hängt vom Schweregrad ab, bei bakteriellen Lungenentzündungen werden jedoch häufig Antibiotika verschrieben.

Mukoviszidose ist eine genetische Erkrankung, die die Lunge und andere Systeme beeinträchtigt. Sie führt zu einer vermehrten Schleimproduktion, was häufige Atemwegsinfektionen zur Folge hat. Eine multidisziplinäre Behandlung ist von entscheidender Bedeutung, die auch Physiotherapeuten für Bronchialdrainagen einschließt.

Nicht zu vergessen sind Erkrankungen, die mit **Fremdkörpern** in Verbindung stehen. Kinder, die von Natur aus neugierig sind, können kleine Gegenstände einatmen, was zu einer teilweisen oder vollständigen Blockierung der Atemwege führt. Ein schnelles Eingreifen ist wichtig, um den Fremdkörper zu entfernen und Komplikationen zu verhindern.

Die Atemwegserkrankungen bei Kindern sind vielfältig und unterschiedlich. Sie erfordern ein gründliches Verständnis der pädiatrischen Anatomie und Physiologie. Die Prävention, insbesondere durch die Impfung gegen bestimmte Atemwegsinfektionen, ist ein wesentlicher Pfeiler der Behandlung. Über die Behandlung und Intervention hinaus ist es jedoch entscheidend, das Kind in seiner Gesamtheit zu betrachten und sein familiäres und soziales Umfeld einzubeziehen, um eine ganzheitliche und wirksame Behandlung zu gewährleisten.

Verdauungs- und Ernährungsstörungen.

Verdauungs- und Ernährungsstörungen bei Kindern sind für Eltern und Angehörige der Gesundheitsberufe ein großes Problem. Ob es sich um einfache Bauchschmerzen oder komplexere Erkrankungen wie Zöliakie handelt, diese Beschwerden beeinträchtigen nicht nur das Wohlbefinden des Kindes, sondern können sich auch auf sein Wachstum und seine Entwicklung auswirken. Lassen Sie uns in diese Welt eintauchen, in der jeder Bissen und jede Verdauung zählt.

Der **Verdauungstrakt** des Kindes ist ein Ort des Lernens. Von Geburt an passt er sich an die Umstellung von Muttermilch oder künstlicher Milch und dann nach und nach an eine Vielzahl von Nahrungsmitteln an. Diese Anpassung verläuft nicht immer linear und kann von kleinen Unannehmlichkeiten oder bedeutsameren Störungen unterbrochen werden.
Koliken bei Säuglingen gehören zu den ersten Verdauungsbeschwerden, die auftreten. Obwohl sie harmlos sind, können sie dem Baby Unbehagen bereiten und die Eltern in Angst versetzen. Ihre Ursachen sind unklar, aber manchmal können einfache Maßnahmen wie ein Positionswechsel oder die Verabreichung von Probiotika helfen.
Mit der Einführung neuer Nahrungsmittel entwickeln manche Kinder **Nahrungsmittelallergien**. Diese können sich durch Symptome im Verdauungstrakt, auf der Haut oder in den Atemwegen äußern. Die Vermeidung des Allergens und die Behandlung der Symptome stehen im Mittelpunkt der Therapie.

Eine weitere häufige Störung in der Pädiatrie ist die **Verstopfung**. Sie kann auf ernährungsbedingte, psychologische oder funktionelle Faktoren zurückzuführen sein. Eine ausreichende Flüssigkeitszufuhr, eine ballaststoffreiche Ernährung und manchmal auch der Einsatz von Abführmitteln sind die Grundpfeiler der Behandlung.

Gastroenteritiden, die in der Regel durch Viren verursacht werden, sind bei Kindern weit verbreitet. Sie sind durch Erbrechen, Durchfall und manchmal Fieber gekennzeichnet. Eine Rehydrierung ist wichtig, um einer Dehydrierung vorzubeugen.

In Bezug auf die Ernährung gibt die **Fettleibigkeit bei Kindern** zunehmend Anlass zur Sorge. Sie ist ein Türöffner für andere Krankheiten wie Diabetes oder Bluthochdruck. Ein multidisziplinärer Ansatz, der Diät, körperliche Aktivität und psychologische Unterstützung umfasst, ist von entscheidender Bedeutung.

Umgekehrt kann **Unterernährung die** Folge von chronischen Krankheiten, Essstörungen oder ungünstigen sozioökonomischen Bedingungen sein. Sie beeinträchtigt das Wachstum und die Entwicklung des Kindes und erfordert eine angemessene Ernährungsbetreuung.

Krankheiten wie **Zöliakie** oder **Morbus Crohn** betreffen ebenfalls das Verdauungssystem. Sie erfordern eine genaue Diagnose, die häufig auf Biopsien beruht, und eine spezielle Behandlung, zu der auch geeignete Diäten und Medikamente gehören.

Verdauungs- und Ernährungsstörungen bei Kindern sind weitreichend und miteinander verbunden. Eine umfassende Betreuung, die das Kind in seiner Gesamtheit berücksichtigt und sich an seinen Entwicklungsstand anpasst, ist von größter Bedeutung. Die Eltern spielen mit Unterstützung der Angehörigen der Gesundheitsberufe eine zentrale Rolle bei der Erkennung und Behandlung dieser Störungen und gewährleisten so das Wohlbefinden und das gesunde Wachstum ihres Kindes.

Neurologische Pathologien.

Die faszinierende Welt des kindlichen Gehirns ist eine komplexe Mischung aus Potenzialen, Herausforderungen und Geheimnissen. Pädiatrische neurologische Erkrankungen betreffen diese empfindliche, sich entwickelnde Struktur und beeinträchtigen nicht nur die Gehirnfunktion, sondern auch das gesamte Potenzial des Kindes. Von Epilepsie bis hin zu Autismus-Spektrum-Störungen sind diese Erkrankungen vielfältig und erfordern eine angepasste und nuancierte Behandlung. Begeben wir uns auf eine Reise durch die Windungen des pädiatrischen Nervensystems.

Bereits in den ersten Lebenstagen ist das **Gehirn** eines Kindes in Aufruhr und bildet unzählige neuronale Verbindungen. Bestimmte Bedingungen können diese harmonische Entwicklung jedoch stören. **Neuromuskuläre Störungen** wie Myopathie oder Muskeldystrophie beeinträchtigen die Kommunikation zwischen den Nerven und den Muskeln und beeinflussen so die Bewegung und die Muskelkraft.

Epilepsie ist eine der häufigsten neurologischen Erkrankungen bei Kindern. Sie ist durch wiederkehrende Anfälle gekennzeichnet, die auf eine abnormale elektrische Aktivität im Gehirn zurückzuführen sind. Während einige Epilepsien harmlos sind und mit dem Alter verschwinden, erfordern andere eine langfristige Behandlung, um die Anfälle unter Kontrolle zu bringen.
Autismus-Spektrum-Störungen (ASS) betreffen die Kommunikation, das Verhalten und die Sozialisation. Die

genauen Ursachen bleiben zwar rätselhaft, doch wird häufig eine Kombination aus genetischen und umweltbedingten Faktoren genannt. Eine frühzeitige, multidisziplinäre Behandlung mit Schwerpunkt auf Verhaltenstherapien ist für die Unterstützung dieser Kinder von entscheidender Bedeutung.

Bewegungsstörungen wie die juvenile Parkinson-Krankheit oder die Chorea Sydenham sind zwar selten, können aber auch Kinder betreffen. Sie äußern sich durch unwillkürliche Bewegungen, Zittern oder Muskelsteifheit.

Zerebralparese ist ein dauerhafter Zustand, der aus einer Hirnschädigung in der Perinatalperiode resultiert. Sie beeinträchtigt die Körperhaltung, Bewegung und Koordination und erfordert häufig Rehabilitationstherapien und Anpassungen im Alltag.

Hirntumore sind zwar selten, aber die Hauptursache für Krebstodesfälle bei Kindern. Ihre Behandlung hängt von der Art, der Lokalisation und der Ausdehnung des Tumors ab und umfasst eine Kombination aus Operation, Bestrahlung und Chemotherapie.

Angeborene **Fehlbildungen** des Nervensystems, wie Spina bifida oder Anenzephalie, sind strukturelle Anomalien, die von Geburt an vorhanden sind und die Lebensqualität des Kindes stark beeinflussen.

Neurologische Erkrankungen bei Kindern sind so vielfältig wie tiefgreifend. Sie berühren die Essenz dessen, was uns zu Menschen macht: unsere Fähigkeit zu denken, zu fühlen und zu interagieren. Trotz der Herausforderungen, die diese Erkrankungen mit sich bringen, können viele Kinder mit der richtigen Unterstützung diese Hürden überwinden und ihr volles Potenzial ausschöpfen. Auf dieser Reise ist die medizinische, familiäre und soziale Unterstützung von grundlegender Bedeutung und bietet jedem Kind die Chance, auf seine einzigartige Weise zu glänzen.

Stoffwechselerkrankungen und genetischen Faktoren.

Ach, der Stoffwechsel! Diese unglaubliche chemische Fabrik, die unermüdlich arbeitet, um alles, was wir zu uns nehmen, in Energie und wichtige Bestandteile unserer Zellen umzuwandeln. Aber manchmal ist in dem komplizierten Buch unseres genetischen Codes eine Seite zerrissen oder anders geschrieben, was zu Stoffwechsel- und genetischen Anomalien führt, die verheerende Folgen für das Kind haben können. Von Phenylketonurie bis hin zu Mukoviszidose sind diese Krankheiten das Ergebnis des komplexen Tanzes zwischen unseren Genen und unserer Umwelt.

Erbliche Stoffwechselerkrankungen werden durch genetische Mutationen verursacht, die die normalen Stoffwechselwege stören. Als Beispiel sei hier die **Phenylketonurie (PKU) genannt**. Bei dieser Erkrankung kann der Körper eine Aminosäure namens Phenylalanin nicht verstoffwechseln. Unbehandelt kann dies zu schweren neurologischen Problemen führen. Glücklicherweise kann eine strenge Diät helfen, diese Krankheit in den Griff zu bekommen.

Mukoviszidose ist eine weitere gefürchtete genetische Erkrankung, die hauptsächlich die Lunge und das Verdauungssystem betrifft. Betroffene produzieren einen zähen Schleim, der die Atemwege verstopfen und wiederkehrende Lungeninfektionen verursachen kann. Physikalische Therapien, Medikamente und Ernährungsumstellungen sind für den Umgang mit dieser Krankheit unerlässlich.

Glykogenosen stellen eine Gruppe von Stoffwechselerkrankungen dar, bei denen der Körper Schwierigkeiten hat, Zucker in Form von Glykogen zu verwerten und zu speichern. Dies kann zu Muskel- und

Leberproblemen führen und erfordert häufig eine spezielle diätetische Behandlung.

Es gibt auch **Lipidosen**, Erbkrankheiten, die durch eine abnormale Ansammlung von Fetten in den Zellen gekennzeichnet sind und zu neurologischen und viszeralen Symptomen führen können.

Angeborene Fehler im Stoffwechsel sind nicht die einzigen Sorgen. Es gibt **Chromosomenanomalien** wie das Down-Syndrom, bei dem ein zusätzliches Chromosom zu Entwicklungsverzögerungen, ausgeprägten Gesichtsmerkmalen und anderen medizinischen Herausforderungen führen kann.

Krankheiten wie die **Muskeldystrophie** entstehen durch genetische Mutationen, die die Muskelfunktion beeinträchtigen. Bei betroffenen Kindern kann es zu fortschreitender Muskelschwäche und anderen Komplikationen kommen.

Doch die Forschung schreitet mit Riesenschritten voran. **Gentherapien** versprechen revolutionäre Behandlungsmöglichkeiten für einige dieser Krankheiten. Indem sie direkt auf defekte Gene abzielen, könnte es möglich sein, den problematischen genetischen Code zu korrigieren oder zu ersetzen, was neue Zukunftsperspektiven eröffnet.

Stoffwechsel- und genetische Erkrankungen bei Kindern erinnern uns daran, wie wichtig und zerbrechlich unsere genetischen und metabolischen Codes sind. Auch wenn diese Krankheiten verwirrend und erschütternd sein können, bieten medizinische Innovationen und eine angemessene Betreuung Kindern und ihren Familien Hoffnung und Unterstützung. Bei dieser Suche sind Verständnis, Geduld und Liebe ebenso wichtige Werkzeuge wie jedes Medikament.

Kapitel 5 :
PSYCHOSOZIALE HERAUSFORDERUNGEN IN DER PÄDIATRIE

Die Auswirkungen einer chronischen Krankheit über das Kind und seine Familie.

Die Entdeckung einer chronischen Krankheit bei einem Kind ist nicht nur eine medizinische Schockwelle, sondern ein Umbruch, der das gesamte Familiengefüge erschüttert und tiefe Furchen in das tägliche Leben, die Entwicklung des Kindes und die Erwartungen der Eltern reißt. Die chronische Krankheit eines Kindes ist nicht nur eine medizinische Diagnose, sondern eine intime Reise voller Emotionen, Herausforderungen und Hoffnungen.

Wenn bei einem Kind eine chronische Krankheit diagnostiziert wird, scheint die **Unschuld** der Kindheit durch Arztbesuche, Behandlungen und ständige Überwachung als Geisel genommen zu werden. Spontane Spiele können durch die Einnahme von Medikamenten unterbrochen und Pyjamas durch Krankenhauskittel ersetzt werden.

Auf emotionaler Ebene kann das Kind Wut, Traurigkeit oder Verwirrung über seine Krankheit empfinden. Es können Fragen wie "Warum ich?" oder "Ist es meine Schuld?" auftauchen. Außerdem können Gefühle der Isolation auftreten, wenn sie nicht an Aktivitäten mit Gleichaltrigen teilnehmen können oder wenn andere Kinder sie anders behandeln.

Für die **Eltern sind** Schuldgefühle, Angst und Furcht oft an der Tagesordnung. Sie fragen sich vielleicht, was sie hätten anders machen können, oder geben sich selbst die Schuld an der Diagnose. Gleichzeitig müssen sie lernen, sich in einer medizinisierten Welt zurechtzufinden, sich mit dem medizinischen Fachjargon vertraut zu machen und zu unerschütterlichen Verteidigern ihres Kindes zu werden.

Auch die **Geschwister bleiben** nicht verschont. Sie können Eifersucht empfinden, wenn sie sehen, wie viel Aufmerksamkeit dem kranken Bruder oder der kranken Schwester gewidmet wird. Oder umgekehrt können sie eine Beschützerrolle einnehmen und ihre eigenen Bedürfnisse zurückstellen, um die Familie zu unterstützen.

Auf sozialer Ebene können sich das Kind und seine Familie isoliert fühlen. Normale Familienaktivitäten wie Geburtstagsfeiern oder ein Ausflug in den Park können kompliziert zu organisieren sein. Für die Eltern kann es auch schwierig sein, die Zeit zwischen dem kranken Kind und ihren anderen Kindern auszubalancieren.

Finanziell kann eine chronische Krankheit erhebliche Auswirkungen haben. Zwischen Arztkosten, Reisen und manchmal der Notwendigkeit, dass ein Elternteil seine Arbeitszeit reduzieren oder seine Arbeit aufgeben muss, können die Kosten hoch sein.

Doch trotz dieser Herausforderungen gibt es auch **Momente der Gnade**. Familien, die von einer chronischen Krankheit betroffen sind, entwickeln oft eine unglaubliche Resilienz. Sie lernen, kleine Siege zu feiern, Momente der Normalität zu schätzen und sich angesichts von Widrigkeiten zu vereinen. Es entstehen tiefe Bindungen, nicht nur innerhalb der Familie, sondern auch zu anderen Familien, die Ähnliches durchmachen, wodurch ein wertvolles Unterstützungsnetzwerk entsteht.

Die Auswirkungen einer chronischen Krankheit auf ein Kind und seine Familie sind mehrdimensional und betreffen jede Facette ihres Lebens. Doch mit der richtigen Unterstützung, Verständnis und viel Liebe können diese Familien nicht nur überleben, sondern auch aufblühen und zu einer Stärke und Tiefe finden, die sie sich nie hätten vorstellen können.

Verhaltensstörungen und Entwicklung.

Wenn man von Kindern spricht, stellt man sich oft Lachen, Spielen und ständige Entdeckungen vor. Doch das Bild ist nicht immer so idyllisch. Kinder mit Verhaltens- oder Entwicklungsstörungen haben einen schwierigen Weg vor sich, ebenso wie ihre Familien. Diese Störungen, die häufig verkannt oder missverstanden werden, stellen eine große Herausforderung dar, doch mit einer angemessenen Behandlung und einer stärkeren Sensibilisierung können erhebliche Fortschritte erzielt werden.

Verhaltensstörungen bei Kindern können sich auf unterschiedliche Weise äußern. Es kann sich um Aggressivität, ständige Opposition, Wutanfälle, wiederholtes Lügen, Stehlen oder auch um einen ausgeprägten sozialen Rückzug handeln. Hinter diesen Verhaltensweisen verbergen sich manchmal Störungen wie die **oppositionelle Provokationsstörung (OPS)** oder die **Verhaltensstörung**. Diese Störungen sind nicht einfach das Ergebnis einer "schlechten Erziehung"; sie sind oft das Ergebnis komplexer biologischer, umweltbedingter und psychosozialer Faktoren.

Neben diesen Verhaltensstörungen gibt es noch die **Entwicklungsstörungen**. Diese umfassen ein breites Spektrum an Schwierigkeiten, die das Wachstum und die Entwicklung eines Kindes beeinträchtigen. Die **Autismus-Spektrum-Störung (ASS)** ist ein prominentes Beispiel dafür. Kinder mit ASD können Kommunikationsschwierigkeiten, repetitives Verhalten und Herausforderungen in der sozialen Interaktion aufweisen. Jedes Kind mit ASD ist einzigartig, und die Art und Weise, wie sich die Störung äußert, kann von Person zu Person stark variieren.

Motorische Entwicklungsstörungen wie **Dyspraxie** wirken sich auf die Koordination und die Ausführung von Bewegungen aus. Das Kind kann Schwierigkeiten haben, alltägliche Aufgaben wie Anziehen, Schreiben oder Schuhe binden zu bewältigen.

Der Bereich der **Lernstörungen** umfasst spezifische Schwierigkeiten beim Erwerb akademischer Fähigkeiten. So betrifft die **Legasthenie** das Lesen, die **Dyskalkulie die** Mathematik und die **Dysorthografie** das Schreiben.

Es ist entscheidend zu verstehen, dass diese Kinder sich nicht "aussuchen", eine Störung zu haben. Sie sind weder "faul" noch "schlecht". Sie stehen vor Herausforderungen, die die meisten von uns nicht vollständig verstehen können. Und doch können sie mit der richtigen Unterstützung - sei es durch eine Therapie, eine angemessene Erziehung oder einfach nur durch Geduld und Verständnis - viele Barrieren überwinden.

Der Umgang mit Verhaltens- und Entwicklungsstörungen erfordert ein kollektives Bewusstsein. Als Gesellschaft, als Angehörige der Gesundheitsberufe, als Erzieher und Eltern müssen wir uns aufklären, uns sensibilisieren und vor allem zuhören. Denn jedes Kind hat unabhängig von seiner Störung das Recht, in einer Umgebung aufzuwachsen, in der es verstanden, unterstützt und geliebt wird.

Die Rolle des Krankenpflegers in der Begleitung und psychosoziale Unterstützung.

Der Krankenpfleger ist nicht nur der Hüter der medizinischen Versorgung. Er spielt auch eine entscheidende Rolle als Säule der psychosozialen Unterstützung für den Patienten und seine Familie. Im Trubel der Krankenhäuser und Kliniken sind Krankenpfleger oft die Ersten, die Anzeichen emotionaler Not erkennen und unschätzbare Unterstützung bieten. Der Krankenpfleger ist keineswegs nur ein klinischer Versorger, sondern auch ein zentraler Akteur in der emotionalen Begleitung des Patienten.

Aktives Zuhören: Der erste Schritt jeder psychosozialen Unterstützung besteht darin, dem Patienten aktiv zuzuhören. Für den Krankenpfleger bedeutet dies, den Sorgen, Ängsten und Emotionen des Patienten ein offenes Ohr zu schenken, ohne zu urteilen. Dieses Zuhören geht weit über Worte hinaus: Es schließt die Fähigkeit ein, Unausgesprochenes, Schweigen und Körperausdrücke zu erfassen.

Psychosoziale Beurteilung: Krankenpfleger sind darin geschult, die psychosozialen Bedürfnisse von Patienten zu beurteilen. Sie sind oft die ersten, die Anzeichen von Depressionen, Angstzuständen oder anderen emotionalen Störungen erkennen und können Patienten ggf. an Spezialisten oder Therapeuten überweisen.

Emotionale Unterstützung: Die bloße beruhigende Anwesenheit eines Krankenpflegers kann einem ängstlichen oder verängstigten Patienten enormen Trost spenden. Krankenpfleger geben Informationen, beruhigen, helfen bei der Entscheidungsfindung und halten oft einfach nur die Hand eines Patienten in Not.

Aufklärung: Wenn Patienten und ihre Familien über ihren Zustand, die Behandlung und die bevorstehenden Verfahren informiert werden, kann dies die Angst erheblich verringern. Der Krankenpfleger spielt eine pädagogische Rolle, indem er dafür sorgt, dass der Patient und seine Familie alle Informationen erhalten, die sie benötigen, um ihre Situation zu verstehen.

Advocacy: Der Krankenpfleger ist oft der wichtigste Fürsprecher des Patienten. Das kann bedeuten, sich beim medizinischen Team für die Bedürfnisse des Patienten einzusetzen, dafür zu sorgen, dass der Patient Zugang zu psychosozialen Ressourcen hat, oder einfach nur die Stimme des Patienten zu Gehör zu bringen, wenn medizinische Entscheidungen getroffen werden.

Netzwerkarbeit: Krankenpfleger können Patienten an externe Ressourcen wie Selbsthilfegruppen, Therapeuten oder Sozialdienste verweisen, um sicherzustellen, dass sie weiterhin Unterstützung erhalten.

Unterstützung der Familie: Die Krankheit oder Verletzung eines Patienten betrifft die ganze Familie. Krankenpfleger erkennen, wie wichtig es ist, nicht nur den Patienten, sondern auch seine Angehörigen zu unterstützen, indem sie ihnen zuhören, Informationen und Ressourcen zur Verfügung stellen.

Die ganzheitliche Natur des Krankenpflegerberufs umfasst sowohl das körperliche als auch das emotionale Wohlbefinden der Patienten. Als Gesundheitsfachkräfte, die zuhören und täglich präsent sind, haben Krankenpfleger die einzigartige Möglichkeit, im Leben ihrer Patienten einen tiefgreifenden und nachhaltigen Unterschied zu machen, der weit über die traditionelle medizinische Versorgung hinausgeht. In der Gesundheitslaufbahn ist die von Krankenpflegern angebotene psychosoziale Begleitung und Unterstützung ebenso entscheidend wie die Behandlung und die Medikamente.

Kapitel 6 :
ETHIK IN DER PÄDIATRIE

Die Entscheidungsfindung bei minderjährigen Patienten.

Die medizinische Entscheidungsfindung bei minderjährigen Patienten ist ein heikles und komplexes Thema, da es nicht nur um ethische und rechtliche Fragen geht, sondern auch um psychologische und familiäre Dimensionen. Das gesetzliche Alter der Volljährigkeit ist zwar von Land zu Land unterschiedlich, doch das Grundprinzip ist, dass Minderjährige im Allgemeinen nicht das Recht haben, eigenständige medizinische Entscheidungen zu treffen. Mit zunehmendem Alter und zunehmender Reife sollte seine Stimme jedoch immer mehr berücksichtigt werden.

Gesetzgebung: Jedes Land hat seine eigenen Gesetze, die die medizinische Einwilligung für Minderjährige regeln. In einigen Ländern kann ein Teenager z. B. seine Zustimmung zu bestimmten Arten von Behandlungen ohne die Zustimmung der Eltern geben. Diese Ausnahmen beziehen sich häufig auf die sexuelle Gesundheit, die psychische Gesundheit oder auf Notsituationen.

Die Rolle der Eltern : Bis zur Volljährigkeit sind es in der Regel die Eltern oder Erziehungsberechtigten, die medizinische Entscheidungen für ihr Kind treffen. Es ist jedoch von entscheidender Bedeutung, dass diese Entscheidungen im besten Interesse des Kindes getroffen werden und nicht auf der Grundlage der persönlichen Überzeugungen oder Wünsche der Eltern.

Beurteilung der Kompetenz: Auch wenn ein Kind minderjährig ist, bedeutet dies nicht, dass es nicht in der Lage ist, seine medizinische Situation zu verstehen. Viele

Angehörige der Gesundheitsberufe beurteilen die Kompetenz eines Kindes, an Entscheidungen über seine Versorgung teilzunehmen. Bei dieser Beurteilung wird nicht nur das Alter des Kindes berücksichtigt, sondern auch seine Reife, seine Erfahrung und sein Verständnis für seine Situation.

Zustimmung: Auch wenn Kinder rechtlich nicht berechtigt sind, ihre Zustimmung zu geben, wird oft nach ihrer "Zustimmung" gesucht. Das bedeutet, dass man dem Kind die Situation in einer Sprache erklärt, die es verstehen kann, und um seine Zustimmung wirbt. Wenn sich ein Kind stark gegen einen Eingriff ausspricht, kann dies zu einer weiteren Diskussion mit den medizinischen Fachkräften, dem Kind und seinen Eltern führen.

Konflikte und Mediation : In Situationen, in denen es zu einem Konflikt zwischen den Wünschen des Kindes und denen der Eltern oder des medizinischen Fachpersonals kommt, kann eine Mediation erforderlich sein. In einigen Krankenhäusern gibt es Ethikteams oder spezielle Mediatoren, die bei der Lösung solcher Streitigkeiten helfen.

Die **ethische Dimension:** Die Entscheidungsfindung bei minderjährigen Patienten wirft viele ethische Fragen auf. Wie können die Rechte der Eltern, die Rechte des Kindes und die Pflichten der Angehörigen der Gesundheitsberufe gegeneinander abgewogen werden? Wann und in welchem Umfang sollte ein Kind in Entscheidungen einbezogen werden, die sein Leben beeinflussen können?

Die Entscheidungsfindung bei minderjährigen Patienten ist eine heikle Angelegenheit, die einen nuancierten und mehrdimensionalen Ansatz erfordert. Es ist von entscheidender Bedeutung, sowohl die Rechte des Kindes als auch die der Eltern zu respektieren und gleichzeitig sicherzustellen, dass die bestmöglichen Entscheidungen für die Gesundheit und das Wohlergehen des Kindes getroffen werden.

Die Rechte des Kindes im Krankenhaus.

Ein Krankenhausaufenthalt ist für jeden Menschen eine potenziell stressige und destabilisierende Erfahrung, und dies kann besonders für ein Kind zutreffen. Im Laufe der Jahre wurden Fortschritte bei der Anerkennung und dem Schutz der Rechte von Kindern im Krankenhaus gemacht, um ihr körperliches, emotionales und psychologisches Wohlbefinden zu gewährleisten. Diese Rechte spiegeln die Notwendigkeit eines auf das Kind und seine Familie ausgerichteten Ansatzes während des Krankenhausaufenthalts wider.

1. Recht auf angemessene Betreuung :
Kinder haben das Recht auf eine medizinische Versorgung, die ihrem Alter, ihrer Entwicklung und ihren besonderen Bedürfnissen entspricht. Dazu gehört auch der Zugang zu einer spezialisierten Pädiatrie, wenn dies erforderlich ist.

2. Recht auf Information :
Das Kind und seine Familie haben das Recht, in verständlicher und altersgerechter Weise über den Gesundheitszustand des Kindes, die angebotene Versorgung und andere verfügbare Optionen informiert zu werden.

3. Recht auf Teilnahme :
Entsprechend seinem Alter und seiner Reife sollte das Kind in die Entscheidungen über seine Versorgung einbezogen werden. Seine Meinung sollte so weit wie möglich berücksichtigt und respektiert werden.

4. Recht auf Privatsphäre :
Die Vertraulichkeit der medizinischen Informationen des Kindes muss gewahrt werden. Außerdem muss die Pflege in einer Umgebung erfolgen, in der die Würde und die Intimsphäre des Kindes gewahrt bleiben.

5. Recht auf familiäre Unterstützung :
Das Krankenhaus muss die Anwesenheit der Eltern oder Erziehungsberechtigten beim Kind so weit wie möglich

erleichtern, auch während medizinischer Verfahren, wenn dies dem Wohl des Kindes dient.

6. Recht auf Verringerung von Schmerzen und Leiden :

Es müssen alle Maßnahmen ergriffen werden, um sicherzustellen, dass die Schmerzen des Kindes minimiert oder beseitigt werden, sei es durch medizinische Eingriffe, nicht-pharmakologische Techniken oder psychologische Unterstützung.

7. Recht auf Bildung :

Ein Kind, das für längere Zeit im Krankenhaus liegt, muss Zugang zu Bildungsressourcen haben, um die Kontinuität des Lernens zu gewährleisten.

8. Recht auf Freizeit :

Das Kind hat das Recht, während des Krankenhausaufenthalts zu spielen, sich zu unterhalten und an Freizeitaktivitäten teilzunehmen, die seinem Alter und seinem Gesundheitszustand angemessen sind.

9. Recht auf eine sichere Umgebung :

Das Kind muss während seines Krankenhausaufenthalts vor Schaden oder Misshandlung geschützt werden. Die Krankenhausumgebung muss sicher und kindgerecht sein.

10. Recht auf Nichtdiskriminierung :

Alle Kinder müssen ungeachtet ihrer Herkunft, Religion, Rasse, ihres Geschlechts oder ihres sozioökonomischen Status Zugang zu einer gleichwertigen Versorgung haben.

Diese Rechte spiegeln wider, wie wichtig es ist, Kinder im Krankenhaus nicht nur als Patienten, sondern als vollwertige Individuen mit eigenen Bedürfnissen, Wünschen und Sorgen zu behandeln. Sie unterstreichen auch die Notwendigkeit, eng mit den Familien zusammenzuarbeiten, um das bestmögliche Ergebnis für das Kind zu gewährleisten.

Herausforderungen rund um das Lebensende und Palliativmedizin.

Die Frage des Lebensendes und der Palliativmedizin steht im Mittelpunkt zahlreicher ethischer, sozialer und medizinischer Debatten. Diese komplexen und sensiblen Themen berühren den Kern dessen, was es bedeutet, ein Mensch zu sein, und die Art und Weise, wie wir Leben, Tod, Leiden und Würde wahrnehmen. Hier eine Erkundung der wichtigsten Herausforderungen rund um diese Themen :

1. Definition und Wahrnehmung von "Lebensende" :
Was ist das "Ende des Lebens"? Ist es der Moment unmittelbar vor dem Tod oder ein längerer Zeitraum, der durch eine Verschlechterung des Gesundheitszustands gekennzeichnet ist? Die Art und Weise, wie wir diesen Zeitraum definieren, beeinflusst medizinische, ethische und persönliche Entscheidungen.

2. Achtung der Autonomie des Patienten :
Hat ein Patient das Recht, selbst zu entscheiden, wann und wie er sterben möchte? Wenn ja, unter welchen Bedingungen? Die Gesetze zur Sterbehilfe und zum assistierten Suizid sind von Land zu Land unterschiedlich und spiegeln die unterschiedlichen gesellschaftlichen Werte und Überzeugungen wider.

3. Palliativmedizinische Versorgung versus therapeutischer Acharnement :
Die Palliativmedizin konzentriert sich eher auf die Linderung von Schmerzen und die Verbesserung der Lebensqualität als auf die Heilung. Wo liegt jedoch die Grenze zwischen einer segensreichen Versorgung und therapeutischer Verbissenheit? Wann sollte das Wohlbefinden des Patienten im Vordergrund stehen und nicht die Lebensverlängerung um jeden Preis?

4. Kommunikation und Entscheidungsfindung :

Eine offene Kommunikation zwischen dem Patienten, seiner Familie und dem medizinischen Team ist von entscheidender Bedeutung. Das Ansprechen solch heikler Themen kann jedoch schwierig sein. Wie kann sichergestellt werden, dass alle Parteien gut informiert sind und dass die Entscheidungen wirklich die Wünsche und das beste Interesse des Patienten widerspiegeln?

5. Kulturelle und religiöse Aspekte :

Die Wahrnehmung von Tod, Leiden und Pflege am Lebensende ist in verschiedenen Kulturen und religiösen Überzeugungen sehr unterschiedlich. Wie kann man in einer zunehmend vielfältigen Gesellschaft eine respektvolle und auf den Einzelnen zugeschnittene Pflege gewährleisten?

6. Psychologische Vorbereitung und Unterstützung :

Das Lebensende kann eine emotionsgeladene Zeit sein, nicht nur für den Patienten, sondern auch für seine Familie. Wie kann eine angemessene psychologische Unterstützung für alle gewährleistet werden?

7. Ausbildung und Wohlbefinden von Gesundheitsfachkräften :

Gesundheitsfachkräfte, die mit dem Lebensende und der Palliativmedizin konfrontiert sind, können unter großem emotionalen Stress stehen. Wie können wir ihre Ausbildung und ihr Wohlbefinden sicherstellen, damit sie die bestmögliche Versorgung bieten können?

8. Wirtschaftliche Herausforderungen :

Das Lebensende kann erhebliche medizinische Kosten verursachen. Wie lassen sich wirtschaftliche Erfordernisse und die Bereitstellung einer qualitativ hochwertigen Gesundheitsversorgung gegeneinander abwägen? Wer entscheidet und auf welcher Grundlage?

9. Die Entwicklung von Gesetzen und Politik :

Da sich Meinungen und Wissen verändern, wie müssen sich Gesetze und Politik anpassen, um diese

Veränderungen widerzuspiegeln und gleichzeitig den Schutz und die Würde aller Menschen zu gewährleisten?

Angesichts dieser Herausforderungen ist ein multidimensionaler, respektvoller und personenzentrierter Ansatz von entscheidender Bedeutung, um sich in der komplexen Landschaft des Lebensendes und der Palliativmedizin zurechtzufinden.

Kapitel 7 :
TEAMARBEIT IN DER PÄDIATRIE

Zusammenarbeit mit anderen Mitgliedern des Pflegeteams.

Die Zusammenarbeit mit den anderen Mitgliedern des Pflegeteams ist vergleichbar mit einem feinen und komplexen Tanz, der mit dem Ziel orchestriert wird, zum Wohle des Patienten eine perfekte Harmonie zu erreichen. Es ist ein ständiger Prozess des Austauschs, des Lernens und der gegenseitigen Unterstützung.

Das Herzstück dieser Zusammenarbeit ist eine offene und transparente Kommunikation. Sie ermöglicht es jeder Fachkraft, die Perspektive der anderen zu verstehen, deren Fachgebiete zu respektieren und die Pflege entsprechend anzupassen. Ob ein Arzt einen Physiotherapeuten wegen eines Rehabilitationsplans konsultiert, ein Krankenpfleger sich mit einem Apotheker über die Medikation eines Patienten austauscht oder ein Sozialarbeiter die häusliche Pflege koordiniert - jede Interaktion beruht auf gegenseitigem Vertrauen und einem gemeinsamen Verständnis der Ziele.

Doch die Zusammenarbeit geht noch weiter. Sie erfordert auch ein tiefes Verständnis der Rollen und Verantwortlichkeiten jedes Einzelnen. In diesem komplexen Mosaik der Pflege trägt jede Fachkraft einen einzigartigen Teil zum Puzzle bei. Wenn man die Bedeutung jeder Rolle anerkennt und den Beitrag aller wertschätzt, entsteht eine Atmosphäre des gegenseitigen Respekts.

Diese Zusammenarbeit wird auch durch Weiterbildung und Wissensaustausch bereichert. Interdisziplinäre Workshops,

Fallbesprechungen und Morbiditäts- und Mortalitätsübersichten bieten dem Team die Möglichkeit, zusammenzukommen, voneinander zu lernen und die Qualität der Pflege ständig zu verbessern.

Auch das Arbeitsumfeld spielt eine wesentliche Rolle. Ein Rahmen, der die Zusammenarbeit fördert, sei es durch physische Räume, in denen man sich trifft, oder durch Technologien, die einen reibungslosen Informationsaustausch ermöglichen, ist von entscheidender Bedeutung.

Diese Zusammenarbeit ist jedoch nicht frei von Herausforderungen. Meinungsverschiedenheiten, unterschiedliche Ausbildung und berufliche Hierarchien können eine reibungslose Zusammenarbeit manchmal behindern. Wenn man jedoch stets den Patienten in den Mittelpunkt stellt und anerkennt, dass jedes Teammitglied einen unschätzbaren Wert einbringt, können diese Hindernisse überwunden werden.

Die Zusammenarbeit zwischen den Mitgliedern des Pflegeteams ist ein menschliches Abenteuer, das aus Zuhören, Respekt und gegenseitiger Unterstützung besteht und stets darauf abzielt, die bestmögliche Pflege zu bieten. Es ist diese delikate Chemie, die sicherstellt, dass das Team, egal welche Herausforderung ansteht, gemeinsam immer stärker ist als die Summe seiner Teile.

Die Beziehung zu den Eltern und der Familie

Die Beziehung zu Eltern und Verwandten im medizinischen Umfeld ist eine ebenso entscheidende wie verwickelte Dimension des Pflegeprozesses, insbesondere in der Pädiatrie. Ihre Emotionen, Hoffnungen, Ängste und

Erwartungen prägen nicht nur ihre eigene Erfahrung, sondern beeinflussen auch die Art und Weise, wie die Pflege vom Kind wahrgenommen und aufgenommen wird.

Sobald eine Familie die Türen einer Gesundheitseinrichtung betritt, setzt sich eine komplexe Dynamik in Gang. Die Eltern, die sich oft um ihr Kind sorgen, suchen bei den Fachkräften des Gesundheitswesens Trost, Klarheit und Kompetenz. Im Gegenzug müssen diese, obwohl sie medizinische Experten sind, zuhören, Mitgefühl zeigen und anpassungsfähig sein, um den besonderen Bedürfnissen jeder Familie gerecht zu werden.

Vertrauen ist der zentrale Pfeiler dieser Beziehung. Es wird durch eine transparente Kommunikation, aktives Zuhören und einen auf den Patienten und seine Familie ausgerichteten Ansatz aufgebaut. Jede Interaktion, ob es sich nun um ein einfaches Update, eine Diskussion über die Diagnose oder ein Gespräch über Behandlungsmöglichkeiten handelt, muss von gegenseitigem Respekt geprägt sein. Indem man die Eltern als Pflegepartner anerkennt, ihr intimes Wissen über ihr Kind wertschätzt und sie aktiv in die Entscheidungsfindung einbezieht, wird dieses Vertrauen gestärkt.

Neben dem medizinischen Austausch geht es aber auch darum, die Emotionen der Eltern zu erkennen und zu bestätigen. Ihre Ängste, Hoffnungen, Trauer oder Erleichterung sind grundlegende Facetten der Pflegeerfahrung. Psychosoziale Unterstützung, Bildungsressourcen oder einfach nur eine Schulter zum Anlehnen anzubieten, kann einen enormen Unterschied machen.

Diese Beziehung erstreckt sich natürlich auch auf die gesamte Familie. Geschwister, Großeltern, Tanten und Onkel können alle eine Rolle bei der Unterstützung des kranken Kindes spielen. Wenn sie in den Prozess einbezogen werden, indem sie sie informieren, ihre Fragen beantworten und ihre eigene emotionale Reise anerkennen, bereichert dies das Pflegeumfeld.

Die Zusammenarbeit mit der Familie geht über den bloßen Akt der Pflege hinaus. Sie prägt die Erfahrung, beeinflusst die Ergebnisse und stärkt die Resilienz. Denn letztlich kann die Medizin zwar die Behandlung lenken, aber es ist die vereinte Kraft der familiären Liebe und der professionellen Hingabe, die den wahren Heilungsprozess sicherstellt.

Herausforderungen und Chancen der Multidisziplinarität.

Multidisziplinarität in der Medizin ist ein Ansatz, bei dem mehrere Fachkräfte aus unterschiedlichen Disziplinen zusammenarbeiten, um dem Patienten eine ganzheitliche Versorgung zu bieten. Dieser Ansatz bietet zwar viele Chancen, bringt aber auch einzigartige Herausforderungen mit sich. In der Pädiatrie, wo das Wohl des Kindes im Mittelpunkt steht, wird das Navigieren in diesem multidisziplinären Meer noch entscheidender.

Herausforderungen :

Kommunikation: Der erste Stolperstein ist oft die Kommunikation. Jede Disziplin hat ihren eigenen Jargon, ihre eigenen Praktiken und ihre eigenen Prioritäten. Die Gewährleistung einer reibungslosen und effektiven Kommunikation zwischen den Mitgliedern kann zusätzliche Anstrengungen erfordern.

Hierarchie und Territorien: Manchmal können alte Hierarchien oder Wahrnehmungen von beruflichen Territorien eine wirklich gleichberechtigte Zusammenarbeit behindern.

Koordination: Die Sicherstellung einer koordinierten Versorgung zwischen verschiedenen Teams, insbesondere in Bezug auf Termine, Behandlungen und Behandlungsansätze, kann sich als komplex erweisen.

Gesamtüberblick: Bei so vielen beteiligten Spezialisten kann es schwierig sein, einen Gesamtüberblick über die Versorgung eines Patienten zu erhalten, da sich jeder Fachmann auf sein Fachgebiet konzentriert.

Chancen :

Ganzheitliche Pflege: Durch die Zusammenarbeit verschiedener Disziplinen kann eine Pflege angeboten werden, die alle Facetten des Wohlbefindens eines Patienten umfasst, sei es körperliche, geistige, soziale oder emotionale Gesundheit.

Bildung und Lernen: Multidisziplinarität bietet eine einzigartige Lernmöglichkeit. Fachleute können sich gegenseitig über die besten Praktiken und Ansätze in ihren jeweiligen Disziplinen informieren.

Gegenseitige Unterstützung: In schwierigen Situationen kann es eine unschätzbare Hilfe sein, auf das Wissen und die Fachkenntnisse von Kollegen aus anderen Disziplinen zurückgreifen zu können.

Bessere Ergebnisse für den Patienten : Die Kombination verschiedener Ansätze kann oft zu besseren Ergebnissen für die Patienten führen, indem Probleme aus verschiedenen Blickwinkeln angegangen werden.

Innovation: Das Zusammentreffen verschiedener Fachgebiete kann zu innovativen Ideen und kreativen Lösungen für komplexe Probleme führen.

Sich in der Welt der Multidisziplinarität zu bewegen, erfordert Offenheit, Bereitschaft zur Zusammenarbeit und gegenseitige Anerkennung der Rolle des Einzelnen. Auch wenn dies Herausforderungen mit sich bringen kann, machen die potenziellen Vorteile für die Patienten in Form einer umfassenden Versorgung und eines besseren Wohlbefindens dies zu einem unbestrittenen Weg der Zukunft für die moderne Medizin.

Kapitel 8 :
DIE BESONDERHEITEN DER PFLEGE NACH ALTERSGRUPPEN

Die Betreuung des Neugeborenen und des Säuglings.

Die Behandlung von Neugeborenen und Säuglingen ist eine heikle und entscheidende Phase in der Kindermedizin, da sie den Grundstein für langfristige Gesundheit und Wohlbefinden legt. Diese Lebensphase, die durch schnelles Wachstum und physiologische Veränderungen gekennzeichnet ist, erfordert besondere Aufmerksamkeit, spezialisiertes Fachwissen und eine angepasste Vorgehensweise.

Vom ersten Atemzug an ist der Übergang vom intrauterinen Milieu zur Außenwelt eine tiefgreifende Veränderung. Das Neugeborene muss sich mit seinen noch unreifen Systemen an eine Vielzahl neuer Reize und Herausforderungen anpassen.

Atmen, essen, wachsen: Die ersten Wochen und Monate des Lebens werden von diesen grundlegenden Funktionen beherrscht. Der Säugling entdeckt die Luftatmung, leitet das Saugen und die Verdauung ein und erlebt ein rasches Wachstum.
Erstbeurteilungen: Bei der Geburt helfen Sofortbeurteilungen wie der Apgar-Score dabei, die Vitalität des Neugeborenen zu beurteilen. Regelmäßige körperliche Untersuchungen stellen dann sicher, dass sich der Säugling richtig entwickelt, und erkennen mögliche Anomalien oder Gesundheitsprobleme.

Stillen und Ernährung: Das Stillen wird aufgrund seiner vielfältigen Vorteile, sowohl in Bezug auf die Ernährung als auch auf die Immunologie, nachdrücklich empfohlen. Jede Familie ist jedoch anders, und auch das Stillen kann eine Option sein. Der Schlüssel ist eine angemessene Ernährung, um das schnelle Wachstum zu unterstützen.

Überwachung der Entwicklung : In den ersten Monaten gibt es viele Entwicklungsmeilensteine. Sei es das erste Lächeln, die Fähigkeit, sich zu drehen, oder der Beginn des Greifens - jeder Meilenstein ist ein Zeichen dafür, dass der Säugling gute Fortschritte macht. Eine regelmäßige Überwachung durch eine medizinische Fachkraft stellt sicher, dass die Entwicklung auf dem richtigen Weg ist.

Impfungen : Impfungen sind wichtig, um das Neugeborene und den Säugling vor vielen potenziell schweren Krankheiten zu schützen. Der Impfkalender beginnt bereits in den ersten Lebenstagen.

Bildung der Eltern : Die Erziehung der Eltern ist ebenso entscheidend. Egal, ob es sich um Ratschläge zum Schlafen, zur Ernährung, zur Sicherheit oder zur Stimulation handelt - Eltern brauchen Richtlinien für den Umgang mit ihrem Neugeborenen.

Medizinische Herausforderungen: Bei manchen Säuglingen treten Herausforderungen auf, seien es Koliken, gastroösophageale Refluxkrankheit, Neugeborenenikterus oder andere spezifische Gesundheitsprobleme. Eine angemessene Betreuung und engmaschige Überwachung sind von entscheidender Bedeutung.

Abgesehen von den medizinischen Aspekten erfordert die Pflege eines Neugeborenen und eines Säuglings immense Zärtlichkeit, unendliche Geduld und ein tiefes Verständnis für ihre Bedürfnisse. Es ist eine Zeit der Entdeckungen, des Staunens, aber auch der Herausforderungen. Als Angehörige der Gesundheitsberufe die Familie bei diesem Abenteuer zu unterstützen, Informationen und Ressourcen bereitzustellen und fachkundige medizinische Versorgung anzubieten, ist ein Privileg und eine immense Verantwortung.

Die Besonderheiten des Kleinkindes (2-6 Jahre).

Das Alter zwischen 2 und 6 Jahren, das oft als Kleinkindalter bezeichnet wird, ist eine entscheidende Phase in der Entwicklung eines Kindes. Geprägt von einem Gleichgewicht zwischen der Entdeckung der Unabhängigkeit und dem anhaltenden Bedürfnis nach Sicherheit, ist diese Phase reich an körperlichen, kognitiven, emotionalen und sozialen Veränderungen. Kinder sind keine einfachen Babys mehr, aber noch keine "Großen": Sie navigieren mit einer unstillbaren Neugier durch diese Zwischenwelt.

Körperliches Wachstum: Obwohl das Wachstum nicht mehr so schnell ist wie in der Säuglingszeit, wachsen die Kinder stetig weiter. Ihre motorische Koordination verbessert sich vom ungeschickten Gehen zum Laufen, Springen und anderen komplexen motorischen Fähigkeiten.

Kognitive Entwicklung: Dies ist das Alter der Neugierde. Die Kinder beginnen, oft unaufhörlich Fragen über die Welt um sie herum zu stellen. Sie entwickeln auch ihre Vorstellungskraft, was zu ausgefeilten Rollenspielen führt. Erste logische Vorstellungen tauchen auf, und die Fähigkeit, abstraktere Konzepte zu verstehen, beginnt sich auszubilden.

Sprache und Kommunikation: Die Explosion der Sprache ist eines der bemerkenswertesten Merkmale dieser Phase. Die Kinder wechseln von einem begrenzten Wortschatz zur Bildung vollständiger Sätze, wobei sie ihr Lexikon ständig erweitern und ihre Grammatik verfeinern.

Soziale und emotionale Entwicklung: Die Emotionen werden komplexer. Zwar sind die Anfälle des schrecklichen Zwei berühmt, doch in Wirklichkeit sind sie ein Zeichen für den Kampf des Kindes, seine Unabhängigkeit zu behaupten und sich gleichzeitig sicher zu fühlen. Kinder lernen auch, mit anderen zu spielen, wobei sie von einem parallelen Spiel zu einem kooperativeren Spiel übergehen. Sie beginnen, Freundschaften zu schließen und die grundlegenden sozialen Dynamiken zu verstehen.

Moral und Selbstbewusstsein: Die Vorstellungen von Gut und Böse werden klarer. Die Kinder beginnen, ein eigenes Identitätsgefühl zu entwickeln, ihre Vorlieben und Abneigungen zu erkennen und auszudrücken.

Bildung und Lernen: Die meisten Kinder dieser Altersgruppe beginnen ihren formalen Bildungsweg im Kindergarten oder im ersten Jahr der Grundschule. Sie lernen die Grundlagen des Lesens, Schreibens und der Mathematik und sind oft lernbegeistert.

Gesundheit und Wohlbefinden : Während das Immunsystem weiter gestärkt wird, können Kinder immer noch anfällig für häufige Kinderkrankheiten sein. Es ist auch eine gute Zeit, um Kindern gute Gesundheitsgewohnheiten wie eine ausgewogene Ernährung und eine gute Zahnpflege beizubringen.

Als Angehörige der Gesundheitsberufe ist das Verständnis dieser Besonderheiten von entscheidender Bedeutung, um eine angemessene Pflege anbieten zu können. Kinder zwischen 2 und 6 Jahren sind weder große Babys noch Mini-Erwachsene. Ihre Welt ist einzigartig, bunt und immer im Wandel begriffen. Sie bei diesem Abenteuer zu begleiten, ist eine Herausforderung und ein Privileg zugleich.

Pädiatrie
für das Kind im Schulalter (7-12 Jahre).

Der Zeitraum von 7 bis 12 Jahren, der der Kindheit im Schulalter entspricht, stellt eine Übergangsphase zwischen der frühen Kindheit und der Adoleszenz dar. Diese Phase ist durch kognitive, soziale, emotionale und körperliche Reifung gekennzeichnet. Das Kind im Schulalter gewinnt an Autonomie, bildet eine eigene Identität und entwickelt Fähigkeiten, die es auf die turbulente Zeit der Adoleszenz vorbereiten.

Körperliche Entwicklung: Die Kinder wachsen gleichmäßiger und gewinnen an Kraft und Ausdauer. Die Koordination wird verfeinert, wodurch komplexere Aktivitäten wie Mannschaftssportarten oder Kunst wie Musik und Tanz möglich werden. Es ist auch eine Zeit, in der sich die Anfänge der pubertären Veränderungen bemerkbar machen können.

Kognitive Reife: Ein Kind im Schulalter ist in der Lage, logischer und organisierter zu denken. Es ist nun in der Lage, abstraktere Konzepte zu verstehen, Probleme systematischer zu lösen und sich mit anspruchsvolleren akademischen Themen zu befassen.

Sozialisation und Freundschaften : Die Beziehungen zu Gleichaltrigen gewinnen zunehmend an Bedeutung. Freundschaften werden intensiver und dauerhafter, mit einem starken gegenseitigen Einfluss. Die Kinder lernen, in Gruppen zu arbeiten, sei es bei Schulprojekten oder außerschulischen Aktivitäten.

Emotionale Entwicklung: Das Kind beginnt, seine eigenen Gefühle und die der anderen gründlicher zu verstehen. Das Streben nach Autonomie kann zu Konflikten mit Autoritätspersonen führen, aber auch zu mehr Verantwortung für die Bewältigung seines Alltags.

Bildung: Die Schule spielt eine zentrale Rolle im Leben eines Kindes im schulpflichtigen Alter. Der akademische Druck nimmt zu und die Kinder werden angehalten,

Fähigkeiten wie Organisation, Selbstdisziplin und Lernen zu entwickeln.

Gesundheit und Prävention: Auch wenn Kinder in diesem Alter in der Regel gesund sind, ist dies eine Schlüsselphase für die Vermittlung gesunder Lebensgewohnheiten, sei es eine ausgewogene Ernährung, regelmäßige körperliche Betätigung oder gute Hygiene. Impfungen und regelmäßige Gesundheitskontrollen sind nach wie vor unerlässlich.

Moral und Ethik: Die Vorstellungen von Gut und Böse werden immer komplexer. Die Kinder beginnen, ein moralisches Bewusstsein zu entwickeln, Nuancen zu verstehen und etablierte Regeln zu hinterfragen.

Identität und Selbstwertgefühl: Kinder beginnen, sich mit anderen zu vergleichen, ihre eigenen Fähigkeiten einzuschätzen und ein Selbstbild zu entwickeln. Die Unterstützung durch Eltern und Pädagogen ist entscheidend, um ein positives Selbstwertgefühl zu stärken.

Die Kinderheilkunde für Kinder im Schulalter beschränkt sich nicht auf die Überwachung des Wachstums und die Vorbeugung von Krankheiten. Es ist eine heikle Übergangszeit, die ein ganzheitliches Verständnis des Kindes, seiner Bedürfnisse und der Herausforderungen, denen es sich gegenübersieht, erfordert. Jedes Kind entwickelt sich in seinem eigenen Tempo, und die Rolle der Betreuer besteht darin, dieses Wachstum zu begleiten, bei Herausforderungen zu unterstützen und jeden Sieg, ob groß oder klein, zu feiern.

Der Übergang zur Pflege an Jugendliche (13-18 Jahre).

Die Zeit zwischen 13 und 18 Jahren, die oft als Adoleszenz bezeichnet wird, ist eine Phase des Umbruchs, der

Erkundung und der Reifung. Sie markiert den Übergang von der Kindheit zum Erwachsenenalter, eine Zeit, in der der Einzelne zwar nach Unabhängigkeit strebt, aber noch auf die Unterstützung und den Rat der Erwachsenen in seinem Umfeld angewiesen sein kann. In der Pädiatrie erfordert diese Phase einen angemessenen Ansatz, der die Komplexität der physiologischen, psychologischen und sozialen Veränderungen berücksichtigt, die Jugendliche durchlaufen.

Körperliche Transformation: Die Adoleszenz ist gleichbedeutend mit der Pubertät. Die Körper verändern sich in einem schnellen Tempo, mit beschleunigtem Wachstum, dem Auftreten sekundärer Geschlechtsmerkmale und bemerkenswerten hormonellen Veränderungen. Diese Veränderungen können bei Jugendlichen zu Unsicherheiten und manchmal auch zu Unbehagen führen.

Kognitive Entwicklung: Jugendliche beginnen, abstrakter und kritischer zu denken. Sie sind zu metakognitiven Reflexionen fähig, d. h. sie denken über ihre Art zu denken nach, und entwickeln die Fähigkeit, zukünftige Perspektiven zu betrachten und langfristige Pläne zu erstellen.

Emotionen und Identität: Die Adoleszenz ist eine Suche nach der eigenen Identität. Damit einher geht eine Achterbahnfahrt der Gefühle, innere Konflikte über Zugehörigkeit, Sexualität, Berufung und den Platz in der Welt. Selbstwertgefühl und Körperbild gewinnen in dieser Phase besonders an Bedeutung.

Sozialisation: Die Beziehungen zu Gleichaltrigen dominieren oft das soziale Leben des Jugendlichen. Diese Beziehungen können Unterstützung bieten, aber auch Druck ausüben, insbesondere in Bezug auf Konformität. Der Jugendliche kann mit sozialen Normen experimentieren und sie in Frage stellen, was manchmal zu riskanten Verhaltensweisen führen kann.

Psychische Gesundheit: Dies ist eine Zeit, in der Probleme der psychischen Gesundheit wie Depressionen, Angstzustände oder Essstörungen auftreten können. Besondere Aufmerksamkeit ist erforderlich, um diese Herausforderungen zu erkennen und zu bewältigen.

Bildung und Zukunftsambitionen: Mit der High School und dem nahenden Ende der Pflichtschulzeit stehen Teenager vor wichtigen Entscheidungen über ihre akademische und berufliche Zukunft.

Medizinische Autonomie: Der Übergang zur Pflege von Jugendlichen bedeutet auch, dass die Jugendlichen darauf vorbereitet werden müssen, ihre Gesundheit selbst in die Hand zu nehmen, ihre Medikamente und Arzttermine zu verstehen und zu verwalten und sich gesunde Verhaltensweisen anzueignen.

Ethik und Moral: Jugendliche entwickeln ein differenzierteres Moralempfinden, hinterfragen ihre Werte und können Autoritäten und etablierte Normen in Frage stellen.

Angesichts dieser Vielzahl von Veränderungen muss der Übergang zur Pflege von Jugendlichen in der Pädiatrie fließend und angemessen sein. Es ist von entscheidender Bedeutung, den Jugendlichen nicht nur als Patienten, sondern als aktiven Partner in seiner Versorgung zu betrachten. Die Angehörigen der Gesundheitsberufe müssen über das nötige Rüstzeug verfügen, um die besonderen Herausforderungen dieser Altersgruppe zu verstehen, sachdienliche Ratschläge zu erteilen und vor allem ein Vertrauensverhältnis aufzubauen. Nur wenn man Hand in Hand mit dem Teenager und seiner Familie arbeitet, kann man eine optimale Versorgung in dieser entscheidenden Lebensphase gewährleisten.

Kapitel 9 :
PRÄVENTION IN DER PÄDIATRIE

Die Bedeutung von Impfungen.

Die Impfung ist einer der größten Triumphe der modernen Medizin. Sie hat Krankheiten verhindert und in einigen Fällen sogar ausgerottet, die in der Vergangenheit für Millionen von Todesfällen und Behinderungen verantwortlich waren. Da sie sich um die Prävention dreht, ist sie ein gutes Beispiel für das Sprichwort: "Vorbeugen ist besser als heilen". Die Impfung beruht auf einem einfachen, aber wirkungsvollen Prinzip: Das Immunsystem wird darauf vorbereitet, eine Krankheit zu bekämpfen, bevor sie überhaupt auftritt.

Immunität in Aktion: Eine Impfung funktioniert, indem eine geschwächte oder harmlose Version des Krankheitserregers - sei es ein Virus oder eine Bakterie - in den Körper eingeführt wird. Diese Einführung löst eine Immunantwort aus, die es dem Körper ermöglicht, sich an diesen Angreifer zu "erinnern". So ist das Immunsystem bei einer zukünftigen Exposition bereit, die Infektion schnell und effektiv zu bekämpfen.

Individueller und kollektiver Schutz: Auch wenn die Impfung in erster Linie das geimpfte Individuum schützt, hat sie auch eine Schutzwirkung für die Gemeinschaft. Wenn ein ausreichender Anteil der Bevölkerung geimpft ist, entsteht die so genannte Herden- oder Gruppenimmunität. Das bedeutet, dass auch nicht geimpfte Personen, z. B. solche, die aus medizinischen Gründen nicht geimpft werden können, einen gewissen Schutz genießen, da die Ausbreitung der Krankheit eingeschränkt wird.

Verringerung von Krankheiten und Komplikationen: Dank der Impfung sind früher weit verbreitete Krankheiten wie Polio, Masern oder Diphtherie in vielen Teilen der Welt selten geworden. Darüber hinaus kann die Impfung bei einigen Krankheiten, selbst wenn die Infektion nicht vollständig verhindert wird, die Schwere der Symptome und Komplikationen verringern.

Einsparungen bei den Gesundheitskosten: Die Vorbeugung einer Krankheit ist oft billiger als ihre Behandlung. Da weniger Menschen krank werden, senkt die Impfung die Kosten, die mit medizinischer Behandlung, Krankenhausaufenthalten und Fehlzeiten bei der Arbeit oder in der Schule verbunden sind.

Prävention von Epidemien : In einer globalisierten Welt, in der Menschen häufig reisen, spielt die Impfung eine entscheidende Rolle bei der Prävention von Epidemien. Sie hilft, die Ausbreitung ansteckender Krankheiten einzudämmen und Gesundheitskrisen zu vermeiden.

Herausforderungen und Kontroversen: Obwohl die Bedeutung von Impfungen von der Mehrheit der wissenschaftlichen Gemeinschaft anerkannt wird, stehen sie vor Herausforderungen, insbesondere dem Misstrauen bestimmter Gruppen gegenüber Impfstoffen. Es ist entscheidend, die Vorteile von Impfungen, die auf soliden wissenschaftlichen Erkenntnissen beruhen, zu kommunizieren, um vorgefassten Meinungen und Mythen entgegenzuwirken.

Die Impfung ist eine der wirksamsten und kosteneffizientesten Maßnahmen im Bereich der öffentlichen Gesundheit. Sie hat nicht nur die Landschaft der Infektionskrankheiten verändert, sondern spielt auch weiterhin eine entscheidende Rolle bei der Förderung der globalen Gesundheit, indem sie sicherstellt, dass künftige Generationen vor einst gefürchteten Krankheiten geschützt sind.

Prävention Unfälle im Haushalt.

Das Zuhause, ein Ort der Zuflucht und Sicherheit, kann auch Schauplatz zahlreicher Unfälle sein, die oft unvorhersehbar, aber vermeidbar sind. Stürze, Verbrennungen, Vergiftungen oder Ertrinken sind allesamt Unfälle im Haushalt, die passieren können, wenn man nicht aufpasst. Diese Unfälle können jeden betreffen, von Kindern bis hin zu älteren Menschen. Glücklicherweise lassen sich die meisten von ihnen durch einfache Vorbeugungsmaßnahmen und ständige Wachsamkeit vermeiden.

1. Kindersicherheit :

Ecken im Haus: Bringen Sie Schutzvorrichtungen an den Ecken von Tischen oder Möbeln an, um blaue Flecken und Schnittverletzungen zu vermeiden.

Steckdosen: Verwenden Sie Steckdosenabdeckungen, um zu verhindern, dass Kinder ihre Finger oder andere Gegenstände in die Steckdosen stecken.

Haushaltsprodukte: Bewahren Sie sie außerhalb der Reichweite von Kindern auf, am besten in verschlossenen Schränken.

Kleine Gegenstände: Vermeiden Sie es, kleine Spielzeuge oder Münzen herumliegen zu lassen, die verschluckt werden könnten.

2. Vorbeugung von Stürzen :

Teppiche: Befestigen Sie Teppiche richtig am Boden, damit sie nicht verrutschen.

Treppen: Sorgen Sie für gute Lichtverhältnisse und bringen Sie auf beiden Seiten Geländer an. Für die Kleinsten: Bringen Sie oben und unten ein Gitter an.

Badezimmer: Verwenden Sie rutschfeste Matten und bringen Sie Griffe in der Dusche oder Badewanne an.

3. Vermeidung von Verbrennungen :

Küche: Drehen Sie die Griffe der Töpfe nach innen und nutzen Sie die Rückleuchten des Kochfelds.

Heißes Wasser: Stelle den Wassererhitzer auf eine Temperatur von nicht mehr als 50 °C ein, um schwere Verbrennungen zu vermeiden.

4. Vorbeugung von Vergiftungen :

Medikamente: Diese in der Originalverpackung und außerhalb der Reichweite von Kindern aufbewahren.

Giftige Stoffe: Fülle sie niemals in Lebensmittelflaschen um und bewahre sie an sicheren Orten auf.

5. Verhinderung des Ertrinkens :

Swimmingpools: Installieren Sie einen Zaun oder eine Alarmanlage. Lassen Sie Kinder nie unbeaufsichtigt in der Nähe.

Badewannen: Lassen Sie ein Kind nie allein in einer Badewanne, auch nicht für kurze Zeit.

6. Verhütung von Bränden :

Melder: Installieren Sie Rauchmelder in der Wohnung.

Zigaretten : Rauchen Sie nie im Bett und löschen Sie Zigaretten richtig aus.

Kerzen: Stellen Sie sie weit weg von Vorhängen auf und löschen Sie sie immer, wenn Sie einen Raum verlassen.

7. Andere Präventionen :

Lüftung: Sorgen Sie für eine gute Belüftung der Räume, um Kohlenmonoxidvergiftungen zu vermeiden.

Tiere: Achten Sie darauf, dass Haustiere keine Gefahr darstellen, vor allem nicht für Kinder.

Ständige Wachsamkeit, kombiniert mit einer guten Aufklärung über potenzielle Gefahren, kann viel dazu beitragen, das Risiko von Unfällen im Haushalt zu verringern. Durch die Schaffung einer sicheren Umgebung bei gleichzeitiger Aufklärung jedes Familienmitglieds über potenzielle Gefahren können Unfälle wirksam verhindert und ein sicheres Zuhause für alle gewährleistet werden.

Gesundheitserziehung : Ernährung, Hygiene, körperliche Aktivität.

Die Gesundheitserziehung ist ein grundlegender Pfeiler der Krankheitsprävention und der Förderung des Wohlbefindens. Sie umfasst ein breites Spektrum an Themen, das von Ernährung über Hygiene bis hin zu körperlicher Aktivität reicht. Wer diese Prinzipien schon in jungen Jahren versteht und verinnerlicht, legt den Grundstein für ein gesundes und ausgeglichenes Leben.

1. Ernährung :

Ausgewogene Ernährung: Verständnis der Ernährungspyramide, Bevorzugung einer abwechslungsreichen Ernährung, die reich an Obst, Gemüse, Proteinen, Vollkorngetreide und Milchprodukten ist und gleichzeitig gesättigte Fette, Zucker und Salz einschränkt.

Hydration: Betonen Sie die Bedeutung von Wasser als wichtigstem Mittel zur Hydration und empfehlen Sie, es regelmäßig über den Tag verteilt zu trinken.

Krankheitsprävention: Erklären Sie den Zusammenhang zwischen einer unausgewogenen Ernährung und bestimmten Krankheiten wie Fettleibigkeit, Diabetes oder Herz-Kreislauf-Erkrankungen.

Lesen von Etiketten : Sensibilisierung für das Verständnis der Nährwertinformationen von Produkten, um fundierte Entscheidungen treffen zu können.

2. Hygiene :

Händewaschen: Bestehen Sie auf der richtigen Geste, die vor dem Essen, nach dem Toilettengang oder nach dem Kontakt mit Tieren durchgeführt werden sollte.

Körperhygiene: Erklären Sie die Notwendigkeit, regelmäßig zu duschen, sich zweimal täglich die Zähne zu putzen und die Fingernägel zu pflegen.

Krankheitsprävention: Die Rolle der Hygiene bei der Prävention von Infektionen erwähnen.

Umwelt: Sensibilisierung für die Bedeutung einer sauberen Umgebung, der Belüftung von Räumen oder der Lebensmittelhygiene.

3. Körperliche Aktivität :

Bewegung im Alltag: Unterstreichen Sie die WHO-Empfehlungen von 150 Minuten moderater körperlicher Aktivität pro Woche für Erwachsene und 60 Minuten pro Tag für Kinder.

Gesundheitliche Vorteile: Hervorhebung der Vorteile von körperlicher Aktivität wie Muskelaufbau, Verbesserung der Herz-Kreislauf-Gesundheit, Regulierung des Blutzuckerspiegels oder Freisetzung von Endorphinen, die als Wohlfühlmoleküle gelten.

Prävention von Bewegungsmangel: Betonen Sie die Gefahren eines sitzenden Lebensstils, indem Sie zu aktiven Pausen, zum Gehen oder zur Benutzung von Treppen ermutigen.

Angepasste Aktivitäten : Anbieten von Ideen für Aktivitäten für alle Altersgruppen, die die individuellen Vorlieben und Fähigkeiten berücksichtigen, sei es Tanzen, Schwimmen, Wandern oder Yoga.

Gesundheitserziehung ist eine langfristige Investition. Je früher die Menschen informiert und sensibilisiert werden, desto wahrscheinlicher ist es, dass sie sich gesunde Gewohnheiten aneignen, die sie ihr ganzes Leben lang beibehalten. Dies geht über die bloße Vorbeugung von Krankheiten hinaus und ist auch ein Mittel zur Förderung von Wohlbefinden, Selbstwertgefühl und einer besseren Lebensqualität.

Kapitel 10 :
UMGANG MIT SCHMERZEN
UND INVASIVE VERFAHREN

Bewertung und Betreuung
des Schmerzes.

Die Bewertung und Behandlung von Schmerzen ist ein wesentlicher Bestandteil der medizinischen und pflegerischen Praxis. Schmerzen, ob akut oder chronisch, körperlich oder emotional, können die Lebensqualität der Patienten erheblich beeinträchtigen. Seine angemessene Behandlung erfordert einen ganzheitlichen und individualisierten Ansatz.

Schmerzen verstehen :

Definition: Schmerz ist eine unangenehme sensorische und emotionale Erfahrung, die mit tatsächlichen oder potenziellen Gewebeschäden verbunden ist oder in Begriffen eines solchen Schadens beschrieben wird.

Arten von Schmerzen: Unterscheiden Sie zwischen akuten Schmerzen, die oft mit einer Verletzung oder einer Operation verbunden sind, und chronischen Schmerzen, die über die normale Heilung des Gewebes hinaus andauern.

Mechanismen: Verständnis der Wege der Schmerzübertragung von der Verletzungsstelle bis zum Gehirn und der Mechanismen, die diesen Schmerz modulieren.

Bewertung von Schmerzen :

Bewertungsskalen: Verwendung von Instrumenten wie der visuellen Analogskala (VAS), der numerischen

Skala oder angepassten Skalen für Kinder oder nicht kommunizierende Personen.

Globale Bewertung: Berücksichtigen Sie den Ort, die Intensität, die Dauer und die Qualität (pulsierend, stechend, brennend ...) des Schmerzes sowie auslösende oder lindernde Faktoren.

Auswirkungen von Schmerzen: Messen Sie die Auswirkungen auf den Schlaf, die Stimmung, die tägliche Aktivität und die Mobilität des Patienten.

Betreuungsstrategien :

Pharmakologisch: Einsatz von Schmerzmitteln, die von einfachen Analgetika (Paracetamol, Entzündungshemmer) über Opioide bis hin zu Adjuvanzien wie Antidepressiva oder Antikonvulsiva für bestimmte neuropathische Schmerzen reichen.

Nicht-pharmakologisch: Techniken wie Physiotherapie, Entspannung, Akupunktur, kognitive Verhaltenstherapie oder Hypnose.

Interventionell: Bei bestimmten Schmerzen können Techniken wie Injektionen, Nervenblockaden, Neurostimulation oder Radiofrequenz in Betracht gezogen werden.

Multidisziplinärer Ansatz: Zusammenarbeit von Ärzten, Krankenpflegern, Psychologen, Physiotherapeuten und anderen Fachkräften, um eine umfassende Betreuung des Patienten zu gewährleisten.

Patientenbildung :

Selbstmanagement: Den Patienten ermutigen, sich aktiv an seiner Behandlung zu beteiligen, indem er seine Schmerzen versteht und Techniken zur Bewältigung im Alltag anwendet.

Kommunikation: Betonen Sie, wie wichtig die regelmäßige Kommunikation mit dem medizinischen Fachpersonal ist, um die Behandlung anzupassen und mit möglichen Nebenwirkungen umzugehen.

Fortlaufende Bewertung :

Regelmäßige Nachsorge: Sehen Sie den Patienten regelmäßig wieder, um die Wirksamkeit der Behandlung zu beurteilen und entsprechend anzupassen.

Lebensqualität: Sicherstellen, dass die Schmerzbehandlung zu einer Verbesserung der Lebensqualität führt, sowohl in physischer als auch in psychologischer Hinsicht.

Schmerz als subjektive Erfahrung erfordert einen einfühlsamen und respektvollen Umgang. Jeder Patient ist einzigartig und sein Empfinden sollte im Mittelpunkt der Behandlung stehen. Wenn man den Patienten in den Mittelpunkt der Entscheidungen stellt und ihm die Instrumente zur Bewältigung seiner Schmerzen an die Hand gibt, kann man sein Wohlbefinden und seine Lebensqualität deutlich verbessern.

Nicht-pharmakologische Techniken der Schmerzlinderung.

Nicht-pharmakologische Techniken zur Schmerzlinderung werden zunehmend für ihre Wirksamkeit und ihre Nebenwirkungsfreiheit anerkannt. Diese ergänzenden Ansätze können allein oder in Verbindung mit medikamentösen Behandlungen eingesetzt werden und bieten den Patienten eine breitere Palette an Strategien zur Bewältigung ihrer Schmerzen.

Physikalische Methoden :

Wärme und Kälte: Das Auflegen von warmen oder kalten Kompressen kann helfen, Muskel- oder Gelenkschmerzen zu lindern, indem es die Durchblutung steigert oder Entzündungen hemmt.

Massage: Sie lockert verspannte Muskeln, verbessert die Durchblutung und kann vor allem bei Muskelschmerzen eine deutliche Linderung bieten.

Transkutane elektrische Nervenstimulation (TENS): Hierbei werden kleine Elektroden auf der Haut verwendet, um elektrische Impulse zu senden, die den Schmerz unterbrechen oder maskieren können.

Physiotherapie: Spezielle Übungen und Techniken können helfen, die Muskeln zu stärken, die Flexibilität zu erhöhen und die Schmerzen zu verringern.

Kognitive und verhaltensorientierte Methoden :

Kognitive Verhaltenstherapie (KVT): Sie hilft den Patienten, negative Denkmuster oder Verhaltensweisen, die den Schmerz verschlimmern können, zu erkennen und zu ändern.

Entspannung und Biofeedback: Diese Techniken lehren die Patienten, wie sie die Muskelspannung lösen und die Kraft des Geistes nutzen können, um Schmerzsymptome zu kontrollieren.

Meditation und Achtsamkeit: Sie können helfen, die Schmerzwahrnehmung zu verringern, indem sie das Gehirn trainieren, sich von unangenehmen Gedanken und Empfindungen zu lösen.

Traditionelle und alternative Methoden :

Akupunktur: Eine alte chinesische Technik, bei der dünne Nadeln an bestimmten Punkten eingesetzt werden, um die Energie des Körpers wieder ins Gleichgewicht zu bringen.

Bewegungstherapie wie Yoga oder Tai Chi: Diese Disziplinen kombinieren körperliche Bewegungen, tiefes Atmen und Meditation, um Kraft, Flexibilität und das allgemeine Wohlbefinden zu verbessern.

Sensorische Methoden :

Aromatherapie: Die Verwendung von ätherischen Ölen, um die Sinne anzuregen und die Entspannung zu fördern.

Musiktherapie: Das Hören oder Spielen von Musik kann eine Ablenkung von den Schmerzen bieten und ein Gefühl des Wohlbefindens fördern.

Ernährungsansätze :

Ernährung: Eine ausgewogene Ernährung kann helfen, Entzündungen zu reduzieren, die Muskel- und Knochenfunktion zu verbessern und das Immunsystem zu stärken.

Nahrungsergänzungsmittel und Vitamine: Einige, wie Glucosamin oder Vitamin D, können helfen, bestimmte Arten von Schmerzen zu lindern, obwohl es immer ratsam ist, vor der Einnahme einen Arzt zu konsultieren.

Es ist unbedingt zu beachten, dass die Wirksamkeit dieser Methoden von Person zu Person unterschiedlich ist. Was bei einem Patienten funktioniert, ist bei einem anderen möglicherweise nicht so wirksam. Eine offene Kommunikation zwischen dem Patienten und dem Angehörigen der Gesundheitsberufe ist entscheidend, um die für den Einzelnen am besten geeigneten Techniken zu finden.

Die Vorbereitung des Kindes an Interventionen und Prüfungen.

Die Vorbereitung des Kindes auf einen medizinischen Eingriff oder eine Untersuchung ist ein entscheidender Faktor, um Angst und mögliche negative Reaktionen zu verringern und den Prozess für das Behandlungsteam zu vereinfachen. Eine angemessene Vorbereitung berücksichtigt das Alter, den Entwicklungsstand, frühere medizinische Erfahrungen und die individuellen Vorlieben des Kindes.

1. Ersteinschätzung :

Das Wissen des Kindes bewerten : Zu wissen, was das Kind bereits weiß und was es sich vorstellt, kann helfen, falsche Vorstellungen auszuräumen.

Frühere medizinische Erfahrungen berücksichtigen : Kinder mit negativen Erfahrungen benötigen möglicherweise besondere Aufmerksamkeit.

2. Angemessene Informationen bereitstellen :

Angemessene Sprache: Verwenden Sie Begriffe, die das Kind verstehen kann, und vermeiden Sie dabei eine Sprache, die Angst machen oder in die Irre führen könnte.

Visuelles Material: Bücher, Spielzeug oder Videos können verwendet werden, um dem Kind zu zeigen, was es zu erwarten hat.

3. Spielerische Praktiken :

Die Rolle spielen: Wenn man dem Kind erlaubt, die Untersuchung oder das Verfahren im Voraus zu "spielen", kann es weniger einschüchternd wirken. Puppen oder Teddybären können als "Patienten" eingesetzt werden.

Medizinische Geräte verwenden: Lassen Sie das Kind bestimmte Geräte (Stethoskop, Verbände) anfassen und damit spielen, um sie zu entmystifizieren.

4. Einbeziehung der Eltern :

Emotionale Unterstützung: Ermutigen Sie die Eltern, anwesend zu sein, um das Kind zu beruhigen und zu bestärken.

Die Anweisungen verstärken : Eltern können dabei helfen, ihrem Kind die Schritte auf beruhigende Weise zu erklären.

5. Ablenkungstechniken :

Geschichten und Bücher: Erzählen Sie während der Prüfung eine Geschichte oder lesen Sie ein Buch.

Spiele und Gadgets: Verwenden Sie Gadgets oder Spiele, um die Aufmerksamkeit des Kindes vom Verfahren abzulenken.

6. Emotionale Vorbereitung :

Atemtechniken: Bringen Sie dem Kind Atemtechniken bei, um es zu beruhigen.

Visualisierung: Ermutigen Sie das Kind, an einen schönen Ort oder ein schönes Erlebnis zu denken.

7. Anerkennung und Auszeichnungen :

Lob: Loben Sie das Kind für seine Tapferkeit und Kooperation.

Kleine Belohnungen: Aufkleber oder kleine Spielzeuge können als Belohnung nach dem Verfahren gegeben werden.

8. Feedback nach dem Verfahren :

Nachbesprechung: Besprechen Sie mit dem Kind, wie es den Eingriff oder die Untersuchung empfunden hat.

Vorschläge für die Zukunft : Fragen Sie das Kind und die Eltern, wie zukünftige Besuche verbessert werden können.

Es ist von entscheidender Bedeutung, zu verstehen, dass jedes Kind einzigartig ist. Was für ein Kind funktioniert, muss für ein anderes nicht funktionieren. Das Wichtigste ist, flexibel zu bleiben, aufmerksam zuzuhören und sich auf die individuellen Bedürfnisse jedes Kindes einzustellen. Eine effektive Vorbereitung kann viel zu einer positiven medizinischen Erfahrung für das Kind, die Eltern und das Pflegepersonal beitragen.

Kapitel 11 :
DIE BEGLEITUNG
TRAUERNDE FAMILIEN

Erkennen Sie die Zeichen
Vorboten der Trauer.

Das Erkennen der Warnzeichen von Trauer ist entscheidend, um diejenigen zu verstehen und zu unterstützen, die diese emotional belastende Erfahrung durchmachen. Trauer betrifft nicht nur den Verlust eines geliebten Menschen durch Tod, sondern kann auch aufgrund anderer Formen von Verlusten wie einer Trennung, dem Verlust des Arbeitsplatzes, einer schweren Krankheit oder sogar größeren Veränderungen im Leben auftreten. Obwohl Trauer eine natürliche und persönliche Reaktion ist, sind bestimmte Anzeichen und Symptome bei vielen Trauernden häufig zu beobachten.

1. Emotionale Symptome :
   - **Schock und Ungläubigkeit:** Ein Gefühl der Unwirklichkeit, als ob das, was passiert, nicht wahr wäre.
   - **Tiefe Traurigkeit:** Momente intensiven Weinens, ein Gefühl großer Leere oder Einsamkeit.
   - Zorn: **Wut** auf eine Situation, auf sich selbst, auf andere oder sogar auf das Universum oder eine höhere Macht empfinden.
   - **Schuldgefühle:** Reue oder Bedauern über Dinge, die nicht gesagt oder getan wurden, oder sich schuldig fühlen, weil man überlebt hat.
2. Körperliche Symptome :
   - **Müdigkeit:** Sich ständig erschöpft fühlen, selbst nach einer guten Nacht.

Schlafstörungen: Schlaflosigkeit, nächtliches Aufwachen oder übermäßiger Schlaf.

Veränderungen des Appetits: Appetitlosigkeit oder stattdessen zwanghaftes Essen.

Körperliche Schmerzen: Kopfschmerzen, Bauchschmerzen oder Muskelverspannungen.

3. Kognitive Symptome :

Konzentrationsschwierigkeiten: Schwierigkeiten, sich auf Aufgaben zu konzentrieren oder Entscheidungen zu treffen.

Verwirrung: Sich unverbunden oder desorientiert fühlen.

Obsession: Ständiges Nachdenken über die verlorene Person oder Situation.

Träume oder Albträume: Intensive Träume, die sich auf den Verlust beziehen.

4. Verhaltenssymptome :

Isolation: Sich von sozialen Aktivitäten zurückziehen oder Freunde und Familie meiden.

Selbstvernachlässigung: Vernachlässigung der eigenen Gesundheit, der Hygiene oder des eigenen Wohlbefindens.

Suche nach der vermissten Person: Das Gefühl, dass die verstorbene Person noch anwesend ist, oder Versuche, sich wieder mit ihr zu verbinden.

Vermeidung: Vermeiden Sie Erinnerungen an den Verlust.

5. Spirituelle Symptome :

Suche nach dem Sinn : Fragen nach dem Sinn des Lebens, nach der Sterblichkeit oder nach dem spirituellen Glauben.

Zweifel: Infragestellung religiöser oder spiritueller Überzeugungen.

Ressentiment: Zorn auf eine höhere Macht, weil sie den Verlust zugelassen hat.

Es ist wichtig zu beachten, dass Trauer ein individueller Prozess ist und dass nicht jeder alle diese Symptome oder in der gleichen Reihenfolge erleben wird. Manche Menschen finden vielleicht Trost in der Unterstützung von Freunden, Familie oder Selbsthilfegruppen, während andere möglicherweise eine professionelle Therapie benötigen, um durch ihre Gefühle zu navigieren. Es ist wichtig, Unterstützung anzubieten und zu verstehen, dass Trauer ein Prozess ist, der Zeit braucht.

Die Phasen und der Prozess der Trauer.

Die Trauerphasen, die oft mit der Arbeit der Psychiaterin Elisabeth Kübler-Ross in Verbindung gebracht werden, sind weithin als Rahmen für das Verständnis des Trauerprozesses anerkannt. Es ist jedoch von entscheidender Bedeutung zu verstehen, dass diese Stufen nicht linear verlaufen. Jeder Mensch kann sie anders erleben, wobei einige Schritte intensiver empfunden werden als andere oder ganz ausgelassen werden können. Im Folgenden finden Sie einen Überblick über die traditionell identifizierten Phasen und eine flüssige Beschreibung jeder einzelnen:

1. Verleugnung :
Dies ist die erste Reaktion auf einen plötzlichen oder schockierenden Verlust. Die Welt wird plötzlich surreal und alles kann verschwommen erscheinen. "Das kann nicht sein" oder "Das kann mir nicht passiert sein" sind häufige Gedanken. Die Verleugnung ist eine vorübergehende Abwehr, die die schockierende Realität des Verlustes abfedert.

2. Wut :
Während der Nebel der Verleugnung sich zu lichten beginnt, kommt der Schmerz wieder zum Vorschein, und um mit ihm umzugehen, werden wir oft wütend. Diese Wut

kann sich gegen leblose Gegenstände, Fremde, Freunde oder die Familie richten. Es ist auch üblich, Wut auf die verstorbene Person oder auf sich selbst zu empfinden, weil man etwas hätte anders machen können.

3. Verhandlungen :

In dieser Phase wird versucht, einen Weg zu finden, um den Schmerz des Verlustes zu vermeiden oder zu minimieren. Die Menschen wenden sich möglicherweise an eine höhere Macht und versuchen, eine Vereinbarung "auszuhandeln", um den Schmerz zu lindern. Gedanken wie "Wenn ich nur dies tun würde, dann wäre das nicht passiert" sind häufig.

4. Depression :

Während sich die Realität des Verlustes durchsetzt, kann die Trauer tief empfunden werden. Diese Phase ist häufig von Gefühlen der Leere, Verzweiflung und Isolation geprägt. Im Gegensatz zu einer klinischen Depression ist diese Traurigkeit eine normale und angemessene Reaktion auf den Verlust.

5. Akzeptanz :

Das ist der Moment, in dem sich die widerstreitenden Gefühle zu stabilisieren beginnen. Akzeptieren bedeutet nicht, dass der Schmerz verschwunden ist, sondern vielmehr, dass man beginnt, einen Weg zu finden, mit ihm zu leben. Das bedeutet oft, dass man sein Leben neu organisiert, seine Routinen anpasst und die neue Realität ohne die Anwesenheit des geliebten Menschen akzeptiert.

Es ist wesentlich, sich daran zu erinnern, dass Trauer ein Prozess ist, der für jeden Einzelnen einzigartig ist. Manche Menschen können sich schnell durch die einzelnen Phasen bewegen, während andere viel mehr Zeit benötigen. Manche Menschen können sogar bestimmte Phasen überspringen oder sie in einer anderen Reihenfolge durchlaufen. Wie auch immer, es ist entscheidend, sich diese Gefühle zu erlauben und sich gegebenenfalls Unterstützung zu suchen.

Die Rolle des Krankenpflegers bei der Unterstützung an die trauernden Familien.

Die Rolle des Krankenpflegers bei der Unterstützung trauernder Familien ist sowohl nuanciert als auch von entscheidender Bedeutung. In den dunkelsten Momenten sind diese Angehörigen der Gesundheitsberufe oft die erste Anlaufstelle für trauernde Familien. Ihre Rolle geht über die bloße medizinische Versorgung hinaus und umfasst auch Zuhören, Anleitung und Mitgefühl. Hier finden Sie eine flüssige Beschreibung dieser entscheidenden Rolle.

Der Krankenpfleger mit seinen geschickten Händen und seinem einfühlsamen Herzen nimmt eine privilegierte Position ein, um trauernden Familien Unterstützung zu bieten. Wenn der Sturm des Schmerzes alles wegfegt, ist er oft der Rettungsanker, an den sich diese Familien klammern. In der Komplexität der Trauer hat jede Familie ihre eigene Geschichte, ihre eigene Reise. Und doch steht im Zentrum jeder Geschichte der Krankenpfleger, ein beständiger Leuchtturm in der Dunkelheit.

Von Anfang an bemüht sich der Krankenpfleger, eine sichere Umgebung für die Familie zu schaffen, einen Ort, an dem jedes Mitglied seinen Schmerz, sein Bedauern, seine Wut oder sein Unverständnis frei äußern kann. Durch aktives Zuhören bestätigt der Krankenpfleger die Gefühle der Familie und sorgt dafür, dass sich jeder Einzelne gehört und verstanden fühlt. Zuhören ist nicht nur eine Sache der Ohren, sondern auch des Herzens und des Einfühlungsvermögens.

Neben dem Zuhören liefert der Krankenpfleger auch wichtige Informationen. Schmerzen können oft mit Verwirrung und vielen Fragen einhergehen. Was ist passiert? Warum ist es passiert? Wie geht es weiter? Durch klare Antworten und die Vermeidung von medizinischem Fachjargon hilft der Krankenpfleger, die Verwirrung zu beseitigen, und ermöglicht es der Familie, die Situation besser zu verstehen.

Manchmal reichen Worte jedoch nicht aus. In solchen Momenten kann die bloße Anwesenheit des Krankenpflegers einen enormen Trost bieten. Eine beruhigende Berührung, ein mitfühlender Blick oder einfach nur die Tatsache, dass jemand da ist, kann genau das sein, was die Familie braucht.

Der Krankenpfleger ist auch dazu da, die Familie durch die praktischen Phasen der Trauer zu führen. Ob es darum geht, sie an Selbsthilfegruppen zu verweisen, ihnen zu helfen, Behördengänge zu verstehen, oder sie mit anderen Angehörigen des Gesundheitswesens in Verbindung zu bringen, der Krankenpfleger spielt eine wesentliche Rolle, um sicherzustellen, dass sich die Familie nicht allein gelassen fühlt.

Schließlich ist es entscheidend, sich daran zu erinnern, dass die Trauer nicht endet, sobald die Familie das Krankenhaus oder die Klinik verlässt. Der Krankenpfleger versteht diese Tatsache und bemüht sich häufig, mit der Familie nachzufolgen, sei es durch einen Telefonanruf, einen Brief oder einen Besuch. Diese Kontinuität der Pflege ist ein gutes Beispiel für die tiefe Verbundenheit des Krankenpflegers mit den trauernden Familien.

Der Krankenpfleger ist gleichzeitig ein Führer, eine Stütze und ein mitfühlender Zeuge. Auch wenn der Schmerz manchmal unüberwindbar erscheint, hilft die ständige und beruhigende Präsenz des Krankenpflegers den Familien, ihren Weg durch die Dunkelheit zum Licht der Heilung zu finden.

Kapitel 12 :
BESONDERE SITUATIONEN
IN DER PÄDIATRIE

Das Kind mit besonderen Bedürfnissen (Behinderung, seltene Krankheiten).

Die Pflege eines Kindes mit besonderen Bedürfnissen, sei es eine Behinderung oder eine seltene Krankheit, ist eine einzigartige Herausforderung, die ein tiefes Verständnis und einen individuellen Ansatz erfordert. Diese Kinder mit ihren einzigartigen Eigenschaften und besonderen Bedürfnissen nehmen einen besonderen Platz in der Welt der Pädiatrie ein. Hier ist eine flüssige Erkundung dieses komplexen, aber grundlegenden Themas.

In der weiten Welt der Pädiatrie gibt es eine Konstellation von Kindern, die in einem anderen Licht erstrahlt: Kinder mit besonderen Bedürfnissen. Obwohl jedes Kind auf seine Weise einzigartig ist, tragen diese Kinder Geschichten, Herausforderungen und Hoffnungen mit sich herum, die besonderer Aufmerksamkeit bedürfen.

Zunächst einmal ist es entscheidend zu erkennen, dass der Begriff "besondere Bedürfnisse" eine breite Palette von Zuständen umfasst. Das kann von körperlichen Behinderungen wie Zerebralparese bis hin zu seltenen Krankheiten reichen, die jedes System des Körpers betreffen können. Doch egal, um welche Erkrankung es sich handelt, eines bleibt immer gleich: die Notwendigkeit einer angemessenen und individuellen Betreuung.

Der Umgang mit diesen Kindern beginnt mit einem gründlichen Verständnis ihres Zustands. Dies erfordert nicht nur medizinische Kenntnisse, sondern auch ein aktives Zuhören des Kindes und seiner Familie. Denn wer kennt die Nuancen, die kleinen Siege und die täglichen Herausforderungen des Kindes besser als die Familie? Wenn man dieses intime Wissen mit medizinischem Fachwissen kombiniert, kann man einen Pflegeplan erstellen, der den Bedürfnissen des Kindes wirklich gerecht wird.

Dabei geht es jedoch nicht nur um medizinische Behandlungen. Diese Kinder mit ihren besonderen Bedürfnissen sehnen sich auch nach Normalität. Sie wollen spielen, lernen, lachen und leben wie jedes andere Kind auch. Hier liegt die wahre Kunst der Pädiatrie: ein Gleichgewicht zwischen medizinischer Versorgung und der Schaffung von Möglichkeiten für das Kind, sich zu entfalten, zu finden. Das kann die Anpassung eines Spielzeugs oder einer Lernroutine bedeuten oder einfach nur, dass man sich die Zeit nimmt, den Träumen und Hoffnungen des Kindes zuzuhören.

Und dann ist da noch die Familie. Die Anwesenheit eines Kindes mit besonderen Bedürfnissen kann das Gleichgewicht in der Familie erschüttern. Die Eltern können sich überfordert fühlen, die Geschwister fühlen sich vernachlässigt und die Spannungen können manchmal steigen. Auch hier ist die Rolle der Gesundheitsfachkraft von entscheidender Bedeutung. Indem er Unterstützung anbietet, sich Sorgen anhört und Ressourcen bereitstellt, kann er der Familie helfen, in dieser stürmischen See zu navigieren.

Die Betreuung eines Kindes mit besonderen Bedürfnissen ist eine Reise, die sowohl medizinisches Fachwissen als auch tiefes Mitgefühl erfordert. Diese Kinder bringen trotz oder vielleicht gerade wegen ihrer Herausforderungen einen unschätzbaren Reichtum in unsere Welt. Indem wir sie anerkennen, unterstützen und feiern, bereichern wir nicht nur ihr Leben, sondern auch unser eigenes.

Umgang mit missbrauchten Kindern.

Die Behandlung von misshandelten Kindern ist eine heikle Angelegenheit, die einen multidimensionalen Ansatz erfordert, der von Feingefühl, Einfühlungsvermögen und Professionalität geprägt ist. Das Stigma der Misshandlung geht weit über die sichtbaren körperlichen Verletzungen hinaus, es prägt sich tief in die Seele und den Geist des Kindes ein und prägt seine Zukunft auf manchmal unvorhersehbare Weise.

Wenn ein misshandeltes Kind die Türen einer Gesundheitseinrichtung oder eines Sozialdienstes durchschreitet, trägt es ein Mosaik aus Schmerzen, Traumata und Misstrauen mit sich herum. Der erste Schritt bei der Behandlung dieses Kindes ist die Einschätzung seiner Sicherheit. Vor jedem medizinischen oder therapeutischen Eingriff muss unbedingt sichergestellt werden, dass das Kind vor unmittelbaren Gefahren geschützt ist. Dies kann manchmal eine enge Zusammenarbeit mit Sozial- und Rechtsdiensten erfordern.

Gleichzeitig kommt die medizinische Dimension ins Spiel. Eine umfassende Beurteilung der körperlichen Verletzungen ist erforderlich, die jedoch stets mit Sanftheit und Einfühlungsvermögen durchgeführt wird. Es ist von grundlegender Bedeutung, sich daran zu erinnern, dass jede Geste, jede Berührung das Trauma des Kindes wieder aufleben lassen kann. Die Kommunikation ist entscheidend: Erklären Sie jeden Schritt, beruhigen Sie das Kind und beziehen Sie, wenn möglich, eine Fachkraft mit ein, die in der psychologischen Behandlung von Traumata geschult ist.

Die tiefsten Narben sind jedoch oft nicht mit bloßem Auge sichtbar. Die psychologischen und emotionalen Traumata des Missbrauchs können noch lange fortbestehen, nachdem die körperlichen Blutergüsse abgeklungen sind. Hier ist ein ganzheitlicher Ansatz lebenswichtig. Therapeuten, Psychologen und Sozialarbeiter müssen zusammenarbeiten, um dem Kind einen sicheren Raum zu bieten, in dem es seine Ängste und Schmerzen ausdrücken und den langen Heilungsprozess beginnen kann.

Die Bedeutung der Familie oder dessen, was von ihr übrig geblieben ist, darf nicht unterschätzt werden. In einigen Fällen kann die Familie eine Quelle der Unterstützung sein, die zur Heilung des Kindes beiträgt. In anderen Fällen kann die Familie die Ursache des Traumas sein, was eine umfassende Neubewertung der Familiendynamik erforderlich macht. In jedem Fall sollte der Ansatz darauf ausgerichtet sein, was für das Kind am besten ist.

Im Mittelpunkt dieser Betreuung steht das Kind selbst. Jedes Kind ist einzigartig, mit seinen eigenen Abwehrmechanismen und seinen eigenen Reaktionen auf das Trauma. Der Schlüssel liegt darin, dem Kind zuzuhören, wirklich zuzuhören. Seine Bedürfnisse, seine Ängste und vor allem seine Hoffnungen für die Zukunft zu verstehen.

Die Behandlung eines missbrauchten Kindes ist eine Reise. Eine Reise, die oft mit Hindernissen, Schmerzen, aber auch mit Hoffnung gepflastert ist. Mit Unterstützung, Liebe und Professionalität ist es möglich, diese Kinder in eine bessere Zukunft zu führen, in der die Stigmata der Misshandlung in Resilienz, Stärke und Hoffnung umgewandelt werden.

Kinder mit besonderen diätetischen Bedürfnissen (Allergien, Unverträglichkeiten).

Die Betreuung von Kindern mit besonderen diätetischen Bedürfnissen wie Nahrungsmittelallergien oder -unverträglichkeiten erfordert akribische Sorgfalt, fundiertes ernährungswissenschaftliches Fachwissen und vor allem viel Einfühlungsvermögen. In einer Welt, in der Mahlzeiten oft mit Geselligkeit, Feiern und Traditionen verbunden sind, können sich diese Kinder aufgrund ihrer Ernährungseinschränkungen manchmal ausgegrenzt oder anders fühlen. Mit dem richtigen Wissen und der richtigen Herangehensweise können diese Herausforderungen jedoch in Chancen zur Förderung von Wohlbefinden, Inklusion und Bildung umgewandelt werden.

Zu Beginn des Lebens, wenn Eltern neue Lebensmittel in die Ernährung ihres Kindes einführen, können die ersten Anzeichen einer allergischen Reaktion auftreten. Diese Reaktionen können von einem einfachen Hautausschlag bis hin zu schwerwiegenderen, sogar lebensbedrohlichen Symptomen wie Anaphylaxie reichen. Daher ist eine genaue Überwachung unerlässlich, insbesondere wenn in der Familie Allergien vorkommen.

Nahrungsmittelunverträglichkeiten sind zwar oft weniger schwerwiegend, können aber erhebliche Beschwerden verursachen. Symptome wie Bauchschmerzen, Blähungen oder Verdauungsstörungen können die Lebensqualität des Kindes beeinträchtigen, sich aber auch auf seine Entwicklung und sein emotionales Wohlbefinden auswirken.

Als Angehörige der Gesundheitsberufe beginnt der Ansatz zur Betreuung dieser Kinder mit einer genauen Diagnose. Allergietests, Beobachtungen und in einigen Fällen die

Eliminierung von Nahrungsmitteln mit anschließender Wiedereinführung sind entscheidend, um die Schuldigen zu identifizieren. Sobald sie identifiziert sind, wird die Erziehung von entscheidender Bedeutung. Die Kinder sowie ihre Eltern, Vormünder oder Betreuer müssen darüber aufgeklärt werden, welche Lebensmittel sie meiden sollten, welche sicheren Alternativen es gibt und welche Strategien zur Vermeidung einer versehentlichen Exposition angewendet werden können.

Es ist auch entscheidend, den emotionalen Aspekt zu berücksichtigen. Für ein Kind kann es schwer zu bewältigen sein, wenn es auf einer Party den Geburtstagskuchen nicht essen darf oder sich beim Essen in der Kantine anders fühlt. Psychologische Betreuung in Kombination mit erzieherischen Strategien, wie der Zubereitung von Spezialnahrung für bestimmte Anlässe oder Aufklärungsarbeit in Schulen, kann einen bedeutenden Unterschied machen.

Darüber hinaus muss man immer auf der Suche nach Innovationen und neuen Forschungsergebnissen sein. Mit der Weiterentwicklung der Ernährungswissenschaft können neue Lebensmittel und Nahrungsergänzungsmittel eingeführt werden, die mehr Optionen und Alternativen für diese Kinder bieten.

Die Betreuung von Kindern mit besonderen Ernährungsbedürfnissen ist ein heikles Gleichgewicht zwischen Wissenschaft, Bildung und Einfühlungsvermögen. Mit einer engen Zusammenarbeit zwischen Fachleuten, Familien und Gemeinden können diese Kinder trotz ihrer diätetischen Einschränkungen ein gesundes, glückliches und voll integriertes Leben führen.

Kapitel 13 :
TECHNOLOGIEN UND PÄDIATRIE

Die Nutzung von Technologien in der Betreuung und Pflege.

In der sich ständig verändernden Welt der Kindermedizin spielen Technologien eine immer wichtigere Rolle. Sie revolutionieren die Art und Weise, wie Pflege geleistet wird, und verändern die Interaktionen zwischen Pflegekräften, Patienten und ihren Familien. Die Einbeziehung von Technologien in die pädiatrische Betreuung und Pflege stellt ein Panorama dar, das reich an Innovationen, Herausforderungen, aber auch neuen Möglichkeiten ist, um das Wohlergehen des Kindes zu optimieren.

Das Aufkommen der Telemedizin hat zum Beispiel dazu geführt, dass Arztbesuche zugänglicher und flexibler geworden sind. Es ist nicht mehr nötig, für eine einfache Nachsorge oder für fachlichen Rat vor Ort zu sein: Ein virtueller Termin ermöglicht es, die Behandlung zu besprechen, zu bewerten und zu planen. Für Familien, die in abgelegenen Gebieten leben oder Reisebeschränkungen haben, ist dies eine echte Revolution.

Elektronische Patientenakten zentralisieren alle Informationen über einen Patienten und fördern so eine bessere Kommunikation zwischen den Angehörigen der Gesundheitsberufe. Es gibt keine Stapel von Papierakten mehr, sondern alles ist nur einen Klick entfernt, was schnellere Diagnosen und eine bessere Koordination der Pflege ermöglicht.

Die Nutzung von Apps, die der Überwachung von Behandlungen, der Therapieerziehung oder der

Symptombekämpfung gewidmet sind, bietet Familien praktische Hilfsmittel, um die Gesundheit ihres Kindes bestmöglich zu verwalten. Diese Apps können an die Einnahme von Medikamenten erinnern, Informationen über eine Krankheit liefern oder eine Echtzeitverfolgung von Symptomen ermöglichen, was die Kommunikation mit den Betreuern erleichtert.

Wearables, also tragbare Geräte, stehen ebenfalls an der Spitze dieses Wandels. Von Uhren bis hin zu vernetzten Pflastern überwachen sie kontinuierlich Parameter wie den Herzrhythmus, die Sauerstoffversorgung des Blutes oder die körperliche Aktivität. Wenn diese Daten analysiert werden, können sie wertvolle Hinweise liefern, um eine Behandlung anzupassen oder eine Komplikation vorherzusehen.

Der Einsatz von Technologien bei der Überwachung und Pflege ist jedoch nicht ohne Herausforderungen. Die Sicherheit der Daten, die Ausbildung der Fachkräfte, die Anpassungsfähigkeit der Geräte an die spezifischen Bedürfnisse der Kinder oder auch das Risiko einer Entmenschlichung der Pflege sind Themen, die Anlass zur Sorge geben.

Daher ist es von entscheidender Bedeutung, bei der Integration von Technologien einen durchdachten und ethischen Ansatz zu verfolgen. Das ultimative Ziel bleibt, die Qualität der Pflege zu verbessern, das Leben der Familien zu erleichtern und das Wohlbefinden des Kindes zu optimieren, wobei die wertvolle menschliche Beziehung, die im Mittelpunkt des Pflegeprozesses steht, erhalten bleibt.

So arbeitet die Technologie, geleitet von der fachkundigen Hand der Gesundheitsfachkräfte und dem Engagement der Familien, im Dienste der Gesundheit und der Entfaltung des Kindes.

Telemedizin in der Pädiatrie.

Die Telemedizin in der Pädiatrie ist wie ein Fenster zu einer neuen Welt der Kinderbetreuung, die technologische Meisterleistungen mit der Raffinesse der ärztlichen Kunst vereint, und das alles, ohne die Schwelle einer Klinik oder eines Krankenhauses überschreiten zu müssen. Durch die Verbindung von Virtuellem und Realem bietet die pädiatrische Telemedizin eine Reihe von Möglichkeiten, aber auch Herausforderungen, die besondere Aufmerksamkeit verdienen.

Die größte Attraktion der Telemedizin ist ihre Fähigkeit, geografische Barrieren zu überwinden. Für Familien, die in abgelegenen Gebieten wohnen, oder für Familien mit logistischen Einschränkungen kann der Zugang zu pädiatrischen Spezialisten kompliziert sein. Dank der Telemedizin kann ein Kind, das an einer seltenen Krankheit leidet, von einem Spezialisten, der sich Hunderte von Kilometern entfernt befindet, bequem von seinem Wohnzimmer aus konsultiert werden.

Außerdem kann für ängstliche oder durch frühere Arztbesuche traumatisierte Kinder die virtuelle Konsultation weniger belastend sein, da sie in einer vertrauten Umgebung stattfindet.

Die Telemedizin bietet auch ein hervorragendes Instrument zur Nachsorge. Vernetzte Geräte, seien es Uhren, Sensoren oder andere Gadgets, können in Echtzeit wertvolle medizinische Informationen übermitteln. Wenn diese Daten von Fachleuten analysiert und interpretiert werden, ermöglichen sie eine proaktive und individuelle Betreuung des Kindes.

Allerdings ist in der Welt der pädiatrischen Telemedizin nicht alles eitel Sonnenschein. Das Fehlen eines direkten körperlichen Kontakts kann die klinische Beurteilung einschränken. Einige subtile Anzeichen, die man durch direkte Beobachtung oder Palpation erkennt, können bei einer virtuellen Konsultation übersehen werden. Darüber hinaus bringt die Abhängigkeit von der Technologie Herausforderungen wie Verbindungsprobleme, Video-/Audioqualität oder die Sicherheit der übertragenen medizinischen Daten mit sich.

Der Beziehungsaspekt ist ebenfalls zu berücksichtigen. Die Arzt-Patienten-Beziehung, die auf Vertrauen, Zuhören und Einfühlungsvermögen beruht, kann durch diese virtuelle Distanz beeinträchtigt werden. Es ist daher entscheidend, dass der Arzt spezielle Fähigkeiten entwickelt, um eine authentische Verbindung mit dem Kind und seiner Familie herzustellen, selbst über einen Bildschirm.

Die Telemedizin in der Pädiatrie ist ein aufregendes und zugleich komplexes Abenteuer. Wie jede Innovation erfordert sie Anpassung, ständige Weiterbildung und ethische Überlegungen. Mit diesen Vorsichtsmaßnahmen hat sie jedoch das Potenzial, den Zugang zur Gesundheitsversorgung für Kinder neu zu definieren und bietet eine integrativere, leichter zugängliche Medizin, die den Bedürfnissen des 21.

Nützliche Apps und Plattformen für Kinderkrankenpfleger.

In einem Zeitalter der allgegenwärtigen Technologie hat die Integration digitaler Anwendungen und Plattformen in den Beruf des Kinderkrankenpflegers den Weg für neue Arbeits-, Lern- und Kommunikationsmethoden geebnet. Diese Werkzeuge, die entwickelt wurden, um die Berufspraxis zu erleichtern und zu verbessern, sind zu unschätzbaren Begleitern im Alltag geworden.

Tools für das Patientenmanagement :

Cerner oder **Epic**: Krankenhausinformationssysteme, die es ermöglichen, die Krankenakten der Patienten zu verfolgen, Untersuchungen zu bestellen und vieles mehr.

MediSecure: Eine Anwendung, die die elektronische Verschreibung und Nachverfolgung von Medikamenten erleichtert.

Medikamentenleitfäden und Dosierungen :

BNF for Children (BNFC): Bietet Informationen zur pädiatrischen Dosierung, zu Nebenwirkungen und Kontraindikationen von Medikamenten.

Pediatric Dosage Handbook: Eine Referenz für die Dosierung von Medikamenten bei Kindern.

Bildungs- und Informationsanwendungen :

Pediatric Care Online: Eine umfassende Ressource, die Empfehlungen für die klinische Praxis, Schulungsvideos und mehr bietet.

PEMSoft: Eine mobile Software für pädiatrisches Fachpersonal, die Informationen über verschiedene Krankheiten und Behandlungen bietet.

Kommunikationsmittel :

TigerConnect: Eine sichere Messaging-Anwendung, die es medizinischem Fachpersonal ermöglicht, unter Einhaltung der Datenschutzbestimmungen untereinander und mit Patienten zu kommunizieren.

Doxy.me: Eine benutzerfreundliche telemedizinische Plattform für Fernkonsultationen.

Apps für das Wohlbefinden des Kindes :

Distract-A-Bee: Eine App, die Kinder während medizinischer Eingriffe ablenken soll.

Breathe, Think, Do with Sesame: Hilft Kindern, emotionale Fähigkeiten zu entwickeln und mit stressigen Situationen umzugehen.

Organisationsanwendungen :

NurseGrid: Dieses Tool wurde speziell für Krankenpfleger entwickelt und erleichtert die Planung der Arbeitszeiten und die Kommunikation mit den Kollegen.

Evernote: Ein vielseitiges Notizprogramm, das für die Nachbereitung von Schulungen, Konferenzen und sogar für persönliche Erinnerungen verwendet werden kann.

Professionelle soziale Netzwerke :

MedShr: Eine Plattform, auf der Angehörige der Gesundheitsberufe komplexe klinische Fälle austauschen und diskutieren können.

Anwendungen zur Stress- und Müdigkeitsbewältigung :

Calm oder **Headspace**: Bieten Meditation und Entspannungstechniken an, um Krankenpflegern zu helfen, mit dem Stress ihres Berufs umzugehen.

Diese Anwendungen und Plattformen sind nur die Spitze des Eisbergs. Die digitale Welt entwickelt sich ständig weiter und bietet immer mehr Werkzeuge, die den Beruf des Kinderkrankenpflegers bereichern und erleichtern. Es muss jedoch unbedingt sichergestellt werden, dass jedes Tool in Übereinstimmung mit den lokalen und nationalen Datenschutz- und Patientensicherheitsbestimmungen verwendet wird.

Kapitel 14 :
SICHERHEIT UND HYGIENE
IN DER PÄDIATRIE

Die Hygieneprotokolle
spezifisch für die Pädiatrie.

Die Hygiene in der Pädiatrie ist besonders wichtig, da Kinder, insbesondere Neugeborene und Säuglinge, anfällig für Infektionen sind. Darüber hinaus können bestimmte typische Verhaltensweisen von Kindern, wie die Neigung, Gegenstände in den Mund zu nehmen oder ihre Umgebung wahllos zu erkunden, das Risiko einer Exposition gegenüber Krankheitserregern erhöhen. Hier ein Überblick über die spezifischen Hygieneprotokolle für die Pädiatrie :

Handhygiene :
Häufiges Waschen der Hände mit Wasser und Seife für mindestens 20 Sekunden, wobei die Fingerzwischenräume, Fingernägel und Handgelenke besonders berücksichtigt werden sollten.
Verwendung von Handdesinfektionsmitteln auf Alkoholbasis, wenn Händewaschen nicht möglich ist.
Aufklärung älterer Kinder über die Bedeutung des Händewaschens, insbesondere nach dem Toilettengang, vor dem Essen und nach dem Spielen im Freien.
Hygiene von Spielzeug und Lehrmitteln :
Regelmäßiges Reinigen und Desinfizieren von Spielzeug, insbesondere von Spielzeug, das gemeinsam genutzt wird oder in den Mund kommt.

Verwendung von leicht zu reinigendem Spielzeug und Vermeidung von Plüschspielzeug in Hochrisikobereichen wie Intensivstationen.

Hygiene in der Geburtshilfe und bei Neugeborenen :

Häufiges We chseln der Windeln, gefolgt von einer gründlichen Reinigung des Genitalbereichs.

Schonendes Waschen des Neugeborenen mit milden, speziellen Babyprodukten.

Lebensmittelhygiene :

Sicherstellung einer angemessenen Zubereitung, Handhabung und Aufbewahrung von Lebensmitteln und Fläschchen.

Sterilisieren von Flaschen und Saugern nach jedem Gebrauch für Neugeborene und Säuglinge.

Prävention von nosokomialen Infektionen :

Konsequente Verwendung von Handschuhen, Masken und Kitteln beim Umgang mit Kathetern oder bei invasiven Verfahren.

Strikte Einhaltung der Protokolle für das Anlegen und die Pflege von Medizinprodukten.

Umgang mit medizinischen Abfällen :

Angemessene Entsorgung von scharfen Gegenständen, gebrauchten Verbänden und anderen medizinischen Abfällen in speziellen Behältern.

Atemhygiene :

Aufklärung über Husten- und Nasenetikette: Husten oder Niesen in den Ellbogen oder in ein Einwegtaschentuch.

Verwendung von Masken bei ansteckenden Atemwegserkrankungen.

Prävention von wasserassoziierten Infektionen :

Regelmäßige Überwachung der Wasserqualität in den pädiatrischen

Abteilungen, insbesondere in den Neugeborenenstationen.

Vermeiden Sie lange Bäder und achten Sie darauf, dass die Haut der Kinder nach dem Baden gut abgetrocknet wird, um Hautinfektionen vorzubeugen.

Bildung und Erziehung :

Fortlaufende Schulung des medizinischen und paramedizinischen Personals in Hygieneprotokollen.

Sensibilisierung der Eltern und Erziehungsberechtigten für die Bedeutung der Hygiene in der Pädiatrie.

Es ist von entscheidender Bedeutung zu verstehen, dass Kinder nicht einfach "kleine Erwachsene" sind. Ihr Immunsystem, ihr Verhalten und ihre Interaktionen mit der Umwelt erfordern spezielle und angepasste Hygieneprotokolle, um ihre Sicherheit und ihr Wohlbefinden im Krankenhaus zu gewährleisten.

Prävention nosokomiale Infektionen.

Die Prävention nosokomialer Infektionen ist in allen Krankenhausabteilungen von entscheidender Bedeutung, doch in der Pädiatrie ist sie besonders wichtig, da Kinder, insbesondere Neugeborene und Säuglinge, anfälliger für Infektionen sein können. Darüber hinaus kann eine nosokomiale Infektion langfristige Folgen für ihre Gesundheit haben. Hier ist eine Entwicklung über die Prävention nosokomialer Infektionen in der Pädiatrie in einem flüssigen, nicht segmentierten Stil :

Im Herzen der Krankenhäuser, in der Hektik der Kinderabteilungen, wo das Weinen der Kinder oft wie ein Gesang der Hoffnung klingt, lauert eine stille Bedrohung:

nosokomiale Infektionen. Dabei handelt es sich nicht um einfache Mikroben, sondern um furchterregende Feinde, die in Krankenhäusern Zuflucht gefunden haben und sich an unsere stärksten Waffen, die Antibiotika, angepasst haben und ihnen manchmal sogar widerstehen können.

Es steht viel auf dem Spiel. Denn obwohl das Krankenhaus in erster Linie ein Ort der Pflege ist, ist es auch ein Ort, an dem sich Keime gerne aufhalten. Und diese Keime machen im Gegensatz zu den Kindern, mit denen sie zu tun haben, keinen Unterschied zwischen dem kleinen Paul, der wegen einer Blinddarmentzündung im Krankenhaus liegt, und der kleinen Amelie, die gegen Leukämie kämpft.

Um dieser Bedrohung entgegenzuwirken, ist die erste Verteidigungslinie die Handhygiene. Dabei handelt es sich nicht um ein einfaches, schnelles Waschen, sondern um eine regelrechte Choreografie, bei der jeder Finger, jeder Zwischenraum und jede Ecke der Hand gewissenhaft mit antiseptischen Lösungen gereinigt wird. Denn eine saubere Hand ist oft die ultimative Barriere zwischen einer Mikrobe und einem verletzlichen Patienten.

Zweitens sind die Auswahl und der vernünftige Einsatz von Antibiotika von entscheidender Bedeutung. Jedes verschriebene Antibiotikum muss mit Bedacht verschrieben werden, da ein übermäßiger oder unsachgemäßer Gebrauch resistente Bakterien hervorbringen kann, die künftige Behandlungen komplizierter machen.

Die Krankenhausumgebung selbst wird streng überwacht. Vom Boden bis zur Decke, vom kleinsten Spielzeug bis zum größten Bett wird alles regelmäßig gereinigt und desinfiziert. Medizinische Geräte wie Katheter oder Sonden werden mit äußerster Vorsicht behandelt, da sie Infektionsüberträger sein können.

Die Prävention von nosokomialen Infektionen liegt jedoch nicht nur auf den Schultern des Pflegepersonals. Auch

Eltern, Verwandte und alle, die den Kindern im Krankenhaus ein wenig Wärme und Trost spenden, haben eine Rolle zu spielen. Indem sie sich an die Hygienevorschriften halten, auf Anzeichen einer Infektion achten und eng mit dem Pflegeteam zusammenarbeiten, werden sie zu wertvollen Verbündeten im Kampf gegen Infektionen.

Über all diese Maßnahmen hinaus muss eine echte Präventionskultur jede Abteilung, jeden Flur und jedes Krankenzimmer durchdringen. Denn in diesem Kampf zählt jedes Detail, jede Geste kann den Unterschied ausmachen.

Die Pädiatrie mit ihrer Zerbrechlichkeit und ihrer Stärke erinnert jeden Tag daran, wie lebenswichtig diese Prävention ist. Denn jedes Kind im Krankenhaus ist nicht einfach nur ein Patient, sondern ein Universum voller Hoffnungen, Träume und Zukunft. Und diese Zukunft verdient es, dass wir alle unsere Waffen einsetzen, um sie vor nosokomialen Infektionen zu schützen.

Umgang mit Notsituationen (Feuer, Evakuierung).

Die Pädiatrie mit ihrer oft fröhlichen und lebhaften Atmosphäre kann uns manchmal die brutale Realität der Risiken vergessen lassen, die den Krankenhausalltag belasten. Unter diesen Risiken nehmen Notfallsituationen wie Brände oder die Notwendigkeit einer schnellen und organisierten Evakuierung einen herausragenden Platz ein. Die Besonderheit der Pädiatrie erfordert eine umso geschärftere Vorbereitung und Reaktionsfähigkeit. Betrachten wir dies in flüssiger Form:

In den hellen und farbenfrohen Fluren der Kinderstationen, wo jedes Zimmer eine Welt voller Träume, Ängste und

Hoffnungen birgt, verbirgt sich eine andere, unauffälligere, aber ebenso entscheidende Herausforderung: die Bewältigung von Notfallsituationen. Stellen wir uns einen Moment lang vor, dass ein Feuer ausbricht oder eine andere Gefahr besteht, die eine schnelle Evakuierung erfordert. In solchen kritischen Momenten zählt jede Sekunde, umso mehr, wenn man für schwache Kinder zuständig ist, die manchmal nicht in der Lage sind, Anweisungen zu verstehen oder zu befolgen.

Die Evakuierung eines Erwachsenen kann bereits kompliziert sein, aber die Evakuierung eines Kindes, insbesondere eines Neugeborenen oder Säuglings, erfordert eine ganz spezielle Ausbildung, Vorbereitung und Protokolle. Manche Kinder können an Maschinen angeschlossen werden, andere sind vielleicht ängstlich oder widerspenstig. Jeder Krankenpfleger, jeder Arzt und jeder Mitarbeiter muss daher seine Rolle, seine Verantwortlichkeiten und die zu befolgenden Schritte genau kennen.

Dies beginnt mit einer regelmäßigen Sensibilisierung und entsprechenden Schulungen. Evakuierungssimulationen, bei denen manchmal Puppen anstelle von Patienten eingesetzt werden, sind von entscheidender Bedeutung. Sie ermöglichen es, Verfahren zu testen, potenzielle Hindernisse zu erkennen und Strategien anzupassen. Sie erinnern auch daran, wie wichtig es ist, Notausgänge, Sammelpunkte und Notfallausrüstung zu kennen.

Eltern und Verwandte, die oft zusammen mit den Kindern anwesend sind, sind ebenfalls ein wichtiges Glied in dieser Kette. Ihre Panik kann ansteckend sein, aber ihre Mitarbeit kann auch eine unschätzbare Hilfe sein. Wenn sie informiert, beruhigt und angeleitet werden, können sie dazu beitragen, dass die Evakuierung reibungslos und effizient verläuft.

Die Bewältigung eines Notfalls ist jedoch nicht auf die Evakuierung beschränkt. Es geht auch darum, sich in den ersten Augenblicken um die emotionale Notlage der Kinder und ihrer Familien zu kümmern. Zu verstehen, dass hinter jedem "roten Code" oder jedem Alarm Geschichten, Leben und Lebenswege stehen, die erschüttert werden.

Schließlich muss jede Notsituation, sobald sie vorüber ist, analysiert und analysiert werden, um daraus zu lernen. Denn auch wenn das oberste Ziel die Prävention ist, ist es ebenso wichtig, zu lernen, anzupassen und sich ständig zu verbessern.

So gibt es in der Kinderstation neben Stethoskopen, Medikamenten und Pflege auch eine andere Form von Fachwissen, das weniger sichtbar, aber ebenso lebenswichtig ist: das Beschützen, Beruhigen und Anleiten, wenn ein Notfall an die Tür klopft.

Kapitel 15 :
DIE ERZIEHERISCHE ROLLE
DES KINDERKRANKENPFLEGERS

Therapeutische Bildung
für chronische Krankheiten.

Die Heilpädagogik in der Pädiatrie offenbart sich als ein subtiler Tanz zwischen Wissenschaft, Psychologie und Kunst. Sie soll chronisch kranken Kindern und ihren Familien helfen, ihren Zustand besser zu verstehen, mit den Symptomen umzugehen und sich harmonisch in das Gefüge ihres täglichen Lebens zu integrieren. Wenn man in diesen multidimensionalen Ansatz eintaucht, entdeckt man, wie wichtig er für die ganzheitliche Betreuung von Kindern ist.

In dem lebendigen Bild, das die Pädiatrie darstellt, ist die Heilpädagogik wie ein Hoffnungsschimmer. Stellen Sie sich einen Moment lang ein Kind mit seinen Träumen und Spielen vor, das entdeckt, dass es mit einer chronischen Krankheit zu kämpfen hat. Die Diagnose kann ein Schock sein, nicht nur für das Kind, sondern auch für seine Familie. Wie kann man diesem Kind über die medizinische Behandlung hinaus helfen, aufzuwachsen und sich zu entfalten, während es mit einer Krankheit lebt, die ständige Pflege erfordert?

Die therapeutische Bildung greift hier wie ein Kompass ein. Sie beschränkt sich nicht darauf, Informationen über die Krankheit zu liefern. Sie führt das Kind und seine Familie durch das Labyrinth der Medikamente, Diäten und Arzttermine, aber auch der Emotionen, Ängste und Hoffnungen. Sie gibt Werkzeuge und Strategien an die

Hand, und vor allem stärkt sie die Macht des Kindes über seine eigene Gesundheit.

Der Schlüssel zu dieser Erziehung liegt in der Personalisierung. Jedes Kind ist einzigartig, hat seine eigenen Sorgen und Bedürfnisse. Manche haben vielleicht Angst vor Spritzen, andere machen sich Sorgen, dass sie die Schule verpassen könnten oder nicht mehr so spielen können wie früher. Die Heilpädagogik berücksichtigt diese Besonderheiten, indem sie ihren Ansatz an das Alter, die Reife und die Sorgen des Kindes anpasst.

Aber über das Kind selbst hinaus umfasst die therapeutische Erziehung auch die Familie. Eltern, Geschwister, Großeltern: Alle sind betroffen. Sie sind die Stützen, die Unterstützer, aber manchmal auch diejenigen, die beruhigt werden müssen. Sie lernen, die Anzeichen einer Verschlechterung zu erkennen, mit Notfällen umzugehen, aber auch, mit der Krankheit im Alltag zu leben, sie in die Familienroutine zu integrieren, ohne sich von ihr beherrschen zu lassen.

Heilpädagogik ist auch eine Zusammenarbeit. Ärzte, Krankenpfleger, Psychologen, Ernährungsberater, Sozialarbeiter - sie alle vereinen ihre Kräfte, um dem Kind und seiner Familie eine umfassende Betreuung zu bieten. Sie tauschen sich aus und teilen ihr Fachwissen, damit jedes Kind von einem angepassten Ansatz profitieren kann.

Schließlich ist die therapeutische Erziehung eine Geschichte, die sich im Laufe der Zeit entwickelt. Je älter das Kind wird, desto mehr verändern sich seine Bedürfnisse und Sorgen. Die Heilpädagogik passt sich an, verändert sich, um das Kind in jeder Phase seines Lebens, von der frühen Kindheit bis zur Adoleszenz, zu begleiten.

So ist die therapeutische Ausbildung keineswegs nur eine einfache Informationsvermittlung, sondern eine Reise, eine

Suche nach Gleichgewicht und Harmonie, auf der das Kind lernt, zum Akteur seiner Gesundheit zu werden, und zwar mit der wohlwollenden Komplizenschaft eines ganzen Teams, das sich seinem Wohlbefinden verschrieben hat.

Tipps für eine gesunde Lebensweise: Schlaf, Ernährung, körperliche Aktivität.

Ach, der gesunde Lebensstil in der Pädiatrie! Es ist ein bisschen wie das Rezept für einen perfekten Kuchen: eine gesunde Mischung aus gutem Schlaf, ausgewogener Ernährung und einer Prise körperlicher Aktivität, bestreut mit Lachen und Spielen. Wenn diese Zutaten richtig dosiert sind, kann sich das Kind unter den besten Bedingungen entfalten und aufwachsen. Tauchen wir ein in dieses Rezept für die Gesundheit und das Wohlbefinden unserer Kleinen.

1. Schlaf: Der Zauberstab des Wachstums
Stellen Sie sich eine geheime Werkstatt vor, in der jede Nacht Kobolde den Körper und den Geist eines Kindes reparieren und aufbauen. So ähnlich läuft das auch im Schlaf ab! Umso wichtiger ist eine gute Nachtruhe.

> **Regelmäßige Zeitpläne:** Wie die Gezeiten hat auch der Schlaf seine Zyklen. Daher ist es entscheidend, auch am Wochenende regelmäßige Schlafens- und Aufwachzeiten zu haben.

> **Beruhigende Atmosphäre :** Ein dunkles, ruhiges und wohltemperiertes Zimmer fördert das Einschlafen. Ein kleines Ritual wie eine Geschichte oder ein Schlaflied kann beim Übergang vom Wachen zum Schlafen helfen.

> **Vermeiden Sie Bildschirme:** Die kleinen blauen Lichter, die von Tablets und Telefonen ausgehen, stören die Produktion des Schlafhormons Melatonin.

Es wird empfohlen, sie mindestens eine Stunde vor dem Schlafengehen zu entfernen.

2. Ernährung: Treibstoff für Körper und Geist
Der Magen eines Kindes ist ein bisschen wie der Tank eines Rennwagens: Man muss den richtigen Treibstoff einfüllen, damit er mit voller Kraft fährt!

- **Abwechslung und Ausgewogenheit: Machen Sie sich** die Regenbogenregel auf dem Teller zu eigen: Je mehr (natürliche) Farben, desto besser! Obst, Gemüse, Proteine, Getreide ... Jedes Lebensmittel hat seinen Platz.
- **Kleine Mahlzeiten, große Wirkung:** Drei Hauptmahlzeiten und zwei gesunde Snacks (wie Obst oder Nüsse) können helfen, den Energiehaushalt den ganzen Tag über stabil zu halten.
- **Hydration:** Vergessen wir nicht das Wasser, den kostbaren Nektar, der das gesamte System in Gang hält. Ermutigen Sie Ihr Kind, regelmäßig zu trinken.

3. Körperliche Aktivität: Das Geheimnis eines glücklichen Herzens
Bewegen, springen, rennen, spielen... Körperliche Aktivität ist nicht nur gut für den Körper, sondern auch für den Geist

- **Spielen ist natürlich:** Kinder brauchen keine Fitnessstudios. Ein einfaches Spiel im Park, ein Versteckspiel oder eine Radtour können Wunder bewirken.
- **Begrenzung der sitzenden Zeit:** Ermutigen Sie zu aktiven Pausen. Wenn Ihr Kind fernsieht oder Videospiele spielt, legen Sie Pausen ein, in denen es sich strecken oder ein kleines Spiel spielen kann.
- **Mit der Familie geht es besser:** Warum machen Sie nach dem Abendessen nicht einen Spaziergang mit der Familie? Das ist eine gute Gelegenheit, sich zu bewegen, sich zu unterhalten und die Familienbande zu stärken.

Letztendlich beruht eine gesunde Lebensweise in der Pädiatrie auf einfachen Gewohnheiten, Routinen und viel Liebe. Und denken Sie daran: Jedes Kind ist einzigartig, passen Sie diese Ratschläge also an seine Bedürfnisse und sein Tempo an. Viel Spaß auf dem Weg zum Wohlbefinden!

Bildung und Sensibilisierung der Eltern und Erziehungsberechtigten.

Die Ausbildung und Sensibilisierung von Eltern und Erziehungsberechtigten spielt eine herausragende Rolle bei der umfassenden Betreuung des Kindes. Diese erwachsenen Bezugspersonen sind die Grundpfeiler für das Wohlergehen des Kindes, und wenn sie mit entsprechenden Kenntnissen und Fähigkeiten ausgestattet werden, bedeutet das, dass das gesamte Gerüst um das Kind herum gestärkt wird. Die von gegenseitigem Respekt geprägte Beziehung zwischen Eltern und Pflegenden ist für einen ganzheitlichen Ansatz in der Pflege von entscheidender Bedeutung.

Stellen Sie sich vor, Sie betreten als Elternteil oder Erziehungsberechtigter eine unbekannte medizinische Welt, die mit Fachbegriffen, einschüchternden Maschinen und Sorgen um Ihr Kind gespickt ist. Aufklärung und Schulung gleichen dann einer ausgestreckten Hand, einer Brücke, die Eltern und Pfleger zum Wohle des Kindes verbindet.

1. Wissen ist eine Stärke: Informierte Eltern sind besser gerüstet, um fundierte Entscheidungen über die Gesundheit ihres Kindes zu treffen. Ob es darum geht, eine Krankheit, eine Behandlung oder die Auswirkungen eines Eingriffs zu verstehen - klar und einfühlsam vermittelte

Informationen können Ängste abbauen und das Vertrauen stärken.

2. Praktische und alltägliche Techniken: Neben dem theoretischen Wissen ist die praktische Ausbildung von entscheidender Bedeutung. Das kann von der Demonstration, wie man ein Medikament verabreicht, über Entspannungstechniken für ein ängstliches Kind bis hin zu Tipps für den Umgang mit schwierigen Situationen zu Hause reichen.

3. Austauschräume: Die Einrichtung von Selbsthilfegruppen oder thematischen Workshops bietet den Eltern einen Raum, in dem sie ihre Erfahrungen austauschen, Fragen stellen und voneinander lernen können. Diese Momente bieten Gelegenheit, die Solidarität unter den Eltern zu stärken und den Betreuern die Möglichkeit, ihre Interventionen an das Feedback der Eltern anzupassen.

4. Sensibilisierung für psychosoziale Aspekte: Die Herausforderungen sind nicht nur physiologischer Natur. Die emotionalen, psychologischen und sozialen Auswirkungen der Krankheit oder Behinderung eines Kindes können tiefgreifend sein. Eltern darin zu schulen, die Anzeichen von Stress, Angst oder Depressionen sowohl bei sich selbst als auch bei ihrem Kind zu erkennen, ist von entscheidender Bedeutung.

5. Partnerschaft mit Fachkräften : Eltern und Erziehungsberechtigte sollten als vollwertige Partner im Behandlungsverlauf wahrgenommen werden. Dieses Bündnis, das auf gegenseitigem Respekt beruht, garantiert eine bessere Einhaltung der Behandlungen und eine wirksamere Gesamtbetreuung.

6. Sensibilisierung für Prävention: Prävention ist immer noch die beste Medizin. Wenn Eltern in vorbeugenden Maßnahmen, Warnsignalen und guten Lebensgewohnheiten geschult werden, maximieren sich die Chancen, dass das Kind gesund bleibt.

Die Schulung und Sensibilisierung von Eltern und Vormündern geht also über die bloße Weitergabe von Informationen hinaus. Sie schaffen eine Dynamik der Zusammenarbeit, in der alle Beteiligten - Eltern, Vormund, Pfleger - gemeinsam für das optimale Wohlergehen des Kindes arbeiten.

Kapitel 16 :
HERAUSFORDERUNGEN BEI DER BETREUUNG AMBULANT

Die Organisation der Pflege außerhalb eines Krankenhausaufenthalts.

Die Organisation der außerklinischen Pflege ist ein wesentlicher Bestandteil des Pflegekontinuums für Kinder. Diese Pflege verkürzt nicht nur die Dauer der Krankenhausaufenthalte, sondern gewährleistet auch eine angemessene und qualitativ hochwertige Betreuung in einer für das Kind und seine Familie beruhigenderen und vertrauteren Umgebung. Sie umfasst eine Reihe von Dienstleistungen, die von der häuslichen Pflege über Tageszentren bis hin zu ambulanten Konsultationen reichen.

Der süße Duft des eigenen Zimmers, das vertraute Rauschen der Blätter im Garten, das Lachen der Nachbarn, das in der Ferne widerhallt - nichts geht über die Behaglichkeit des eigenen Zuhauses. Für viele Kinder, die eine kontinuierliche medizinische Versorgung benötigen, ist die Möglichkeit, außerhalb des Krankenhauses betreut zu werden, ein wahrer Schatz.

1. Häusliche Pflege: Die häusliche Pflege wird häufig für Kinder mit chronischen Krankheiten bevorzugt und ermöglicht eine kontinuierliche Pflege in einer vertrauten Umgebung. Dank eines Teams von Krankenpflegern, die zu Krankenpflege, Physiotherapie oder Arztbesuchen reisen, kann das Kind eine qualitativ hochwertige Pflege erhalten, während es in seiner Komfortblase bleibt.

2. Ambulante Sprechstunden: Diese Sprechstunden, die häufig in speziellen Zentren stattfinden, ermöglichen eine regelmäßige Betreuung des Kindes, ohne dass ein Krankenhausaufenthalt erforderlich ist. Ob es sich um medizinische Untersuchungen, Therapieanpassungen oder postoperative Nachsorge handelt, sie sind ein Eckpfeiler der medizinischen Betreuung.

3. Die Tageszentren : Sie sind für punktuelle Betreuungen gedacht, die keinen nächtlichen Krankenhausaufenthalt erfordern, und bieten tagsüber eine angepasste Betreuung. Dies kann spezifische Therapien, Bildungsworkshops oder leichte Interventionen betreffen.

4. Hospitalisation à domicile (HAD): Manchmal erfordert die Komplexität der Pflege eine krankenhausähnliche Organisation, die jedoch zu Hause stattfindet. Die HAD ermöglicht es beispielsweise, schwere Behandlungen zu gewährleisten und gleichzeitig einen längeren Krankenhausaufenthalt zu vermeiden.

5. Pädiatrische Versorgungsnetze: Diese Netze bringen verschiedene Fachleute rund um das Kind zusammen, um eine ganzheitliche Betreuung zu gewährleisten. Sie erleichtern die Koordination zwischen den verschiedenen Akteuren, unabhängig davon, ob sie freiberuflich oder in einer Einrichtung tätig sind.

6. Telepflege und Telemedizin: Dank des technologischen Fortschritts können viele Betreuungen nun aus der Ferne erfolgen, wodurch den Familien manchmal beschwerliche Reisen erspart bleiben. Dazu gehören Fernkonsultationen, die Überwachung bestimmter Vitalwerte oder auch die Therapieerziehung.

7. Therapieerziehung: Über die direkte Pflege hinaus ist es von grundlegender Bedeutung, Kinder und ihre Familien mit dem Wissen und den Fähigkeiten auszustatten, die sie benötigen, um ihre Gesundheit zu managen. Diese Bildungsprogramme können in verschiedenen Einrichtungen oder sogar zu Hause stattfinden.

Der Zauber der ambulanten Pflege liegt in der Fähigkeit, eine Verbindung zwischen der Welt der Medizin und dem Kokon der Familie herzustellen und so ein Gleichgewicht zwischen Pflegequalität und Lebensqualität zu gewährleisten. In diesem delikaten Tanz spielt jeder Akteur - Krankenpfleger, Ärzte, Physiotherapeuten, Psychologen und natürlich das Kind und seine Familie - seine eigene Partitur und orchestriert gemeinsam eine Melodie des Wohlbefindens und der Gesundheit.

Konsultationen zu Hause.

Hausbesuche sind eine wertvolle Alternative zu herkömmlichen Krankenhausaufenthalten oder Besuchen in der Praxis. Diese Art der Versorgung zielt darauf ab, eine angemessene medizinische Betreuung für Patienten zu gewährleisten, die aus verschiedenen Gründen Schwierigkeiten haben können, sich zu bewegen. Im pädiatrischen Kontext spielen diese Hausbesuche eine Schlüsselrolle, indem sie den mit der Krankenhausumgebung verbundenen Stress reduzieren und gleichzeitig eine kontinuierliche Versorgung in einer für das Kind vertrauten Umgebung gewährleisten.

Wenn die vertrauten Schritte des Arztes oder Krankenpflegers an der Haustür ertönen, verwandelt sich das Zuhause für einen Besuch in einen Ort der Pflege. Im Wohnzimmer, im Schlafzimmer oder in der Küche finden Gespräche statt, die von der Wärme des Zuhauses geprägt sind.

1. Warum Hausbesuche?
Die Idee ist einfach: Die Pflege soll zum Patienten gebracht werden und nicht umgekehrt. Dieser Ansatz eignet sich besonders für Kinder mit chronischen Krankheiten, für Kinder, die vor kurzem operiert wurden, und für

Neugeborene. Auch Familien, die in Gebieten leben, die weit von medizinischen Einrichtungen entfernt sind, profitieren von dieser Methode.

2. Anpassungsfähigkeit der Gesundheitsfachkraft :

Bei einem Hausbesuch muss sich der Arzt oder Krankenpfleger an eine andere Umgebung anpassen als in einem Krankenhaus oder einer Praxis. Dies erfordert eine gewisse Flexibilität, aber auch die Fähigkeit, gut zuzuhören, um die Besonderheiten des Lebensumfelds des Kindes zu verstehen und diese Elemente in die Behandlung einzubeziehen.

3. Vorteile für das Kind :

Abgesehen von der Bequemlichkeit kann der Aufenthalt in einer vertrauten Umgebung den Stress und die Angst verringern, die oft mit Arztbesuchen verbunden sind. Außerdem kann dadurch das Risiko vermieden werden, mit anderen Krankheiten in Kontakt zu kommen, die in Krankenhäusern oder Arztpraxen vorkommen.

4. Die Werkzeuge des Berufs :

Wenn der Gesundheitsfachmann nicht auf die gesamte Ausstattung seiner Praxis oder des Krankenhauses zugreifen kann, nimmt er die wichtigsten Hilfsmittel für eine umfassende Beratung mit. Dazu gehören in der Regel ein Stethoskop, ein Blutdruckmessgerät, Entnahmesets und manchmal sogar tragbare Geräte für speziellere Untersuchungen.

5. Koordination mit anderen Betreuern :

Die Hausbesuche sind Teil eines umfassenden Behandlungspfades. Daher ist es von entscheidender Bedeutung, eine reibungslose Kommunikation mit den anderen an der Betreuung des Kindes beteiligten Fachkräften aufrechtzuerhalten.

6. Herausforderungen und Grenzen :

Auch wenn diese Konsultationen viele Vorteile bieten, können sie auch Herausforderungen in Bezug auf Logistik, Zeit und manchmal auch Effizienz mit sich bringen, vor allem wenn weitergehende Untersuchungen erforderlich sind.

Hausbesuche zeichnen die traditionelle Kartografie der Gesundheitsversorgung neu. Wenn der Arzt das Haus verlässt, nimmt er nicht nur medizinische Informationen mit, sondern auch ein besseres Verständnis des Lebensumfelds des Kindes, was eine ganzheitlichere und persönlichere Betreuung ermöglicht.

Verwaltung von Langzeitbeobachtungen.

Die Verwaltung der Langzeitbetreuung in der Pädiatrie stellt eine medizinische, psychosoziale und organisatorische Herausforderung dar. Es geht darum, das Kind und seine Familie durch einen Pflegeverlauf zu begleiten, der oftmals von Höhen und Tiefen geprägt ist und sich über mehrere Jahre oder sogar ein ganzes Leben erstrecken kann. Diese kontinuierliche Betreuung ist von entscheidender Bedeutung, insbesondere bei chronischen Krankheiten, angeborenen Leiden oder Entwicklungsstörungen.

Es ist ein milder Herbstmorgen. Im Wartezimmer blättert die 14-jährige Lea in einer Zeitschrift. Sie kommt seit ihrer Kindheit hierher in die Praxis und wird wegen ihrer chronischen Krankheit behandelt. Neben ihr sitzt ihre Mutter und wechselt ein paar Worte mit dem Krankenpfleger. Es sind vertraute Gesichter. Lea ist eines dieser Kinder, die eine langfristige Betreuung benötigen.

1. Die Notwendigkeit einer globalen Vision :
Eine langfristige Nachsorge beschränkt sich nicht auf die Überwachung der Krankheit selbst. Es handelt sich um eine umfassende Betreuung, die nicht nur medizinische, sondern auch psychologische, soziale und erzieherische Aspekte einbezieht. Wie erlebt das Kind seine Krankheit im

Alltag? Wie geht es ihm in der Schule? Wie passt sich die Familie an?

2. Die Bedeutung der Kontinuität der Pflege :
Die Gewährleistung eines fließenden Übergangs zwischen den verschiedenen Wachstumsphasen ist von entscheidender Bedeutung. Das Pflegeteam muss geschult sein, um den sich ändernden Bedürfnissen des Kindes gerecht zu werden, wenn es vom Säugling zum Jugendlichen und schließlich zum jungen Erwachsenen heranwächst.

3. Koordination zwischen Fachleuten :
An der Behandlung eines Kindes, das eine langfristige Betreuung benötigt, sind oft mehrere Spezialisten beteiligt: Kinderärzte, Logopäden, Physiotherapeuten, Psychologen usw. Die meisten von ihnen sind in der Lage, das Kind zu betreuen. Eine effiziente Koordination zwischen diesen Akteuren ist von entscheidender Bedeutung, um eine kohärente und optimale Betreuung zu gewährleisten.

4. Therapeutische Bildung :
Wenn das Kind älter wird, muss es über seine Krankheit Bescheid wissen und eventuell auch lernen, mit bestimmten Aspekten der Behandlung umzugehen. Das Gesundheitsteam spielt bei dieser Aufklärung eine Schlüsselrolle und sorgt dafür, dass das Kind und seine Familie über die notwendigen Hilfsmittel und Kenntnisse verfügen.

5. Der psychosoziale Aspekt :
Das Leben mit einer Krankheit über einen längeren Zeitraum hinweg hat tiefgreifende psychologische Auswirkungen. Das Behandlungsteam sollte auf Anzeichen von Not, Angst oder Depressionen achten und entsprechende Unterstützung anbieten, sei es therapeutisch oder durch Gesprächsgruppen.

6. Vorbereitung auf den Übergang :
Wenn ein Kind das Erwachsenenalter erreicht, muss es häufig die Kinderstation verlassen, um von erwachsenen Spezialisten betreut zu werden. Dieser Übergang ist eine heikle Phase, die sorgfältig vorbereitet werden muss, wobei das Kind und seine Familie eng einbezogen werden müssen.

Im Laufe der Jahre entsteht durch die langfristige Betreuung eine einzigartige Beziehung zwischen dem Kind, seiner Familie und dem Behandlungsteam. Eine Beziehung, die auf Vertrauen, Zuhören und Zusammenarbeit beruht. In diesem Langzeitabenteuer bleibt das Ziel unverändert: dem Kind die bestmögliche Lebensqualität zu sichern, unabhängig von den Herausforderungen, denen es begegnet.

Kapitel 17 :
BESONDERE VERFAHREN
IN DER PÄDIATRIE

Pädiatrische Intensivstation und Reanimation.

Pädiatrische Intensivstation und Reanimation: Eintauchen in eine Welt, in der jede Sekunde zählt und in der die Fachkräfte mit aller Kraft gegen die schwersten Krankheiten und kritischsten Situationen kämpfen. Auf den pädiatrischen Intensivstationen (PICU) werden Kinder mit den akutesten medizinischen Bedürfnissen behandelt. Interdisziplinäre Teams arbeiten hart daran, diese jungen Patienten vom Rand des Abgrunds zurückzuholen.

Stellen Sie sich eine Welt vor, in der sich das Rauschen der Maschinen mit dem Flüstern der Krankenpfleger vermischt, in der jeder Alarm wie ein Aufruf zum Handeln klingt, in der jeder Handgriff präzise und wohlüberlegt ist. Das ist die pädiatrische Intensivstation. Eine Welt für sich, in der jedes Kind ein Kämpfer und jede Fachkraft ein Wächter ist.

1. Die Herausforderungen von USIP :
Die pädiatrische Intensivstation ist schwer kranken oder verletzten Kindern gewidmet. Dabei kann es sich um angeborene Zustände, postoperative Komplikationen, schwere Verletzungen oder akute Krankheiten handeln. Die Herausforderung ist immer die gleiche: stabilisieren, pflegen, retten.

2. Das interdisziplinäre Team :
Die Stärke der ISB liegt in der engen Zusammenarbeit zwischen verschiedenen Spezialisten: Intensivpädiater, spezialisierte Krankenpfleger, Physiotherapeuten für die

Atmung, Ernährungswissenschaftler, Psychologen usw. Sie alle eint eine gemeinsame Aufgabe: die bestmögliche Versorgung zu bieten.

3. Spezifische Techniken und Ausrüstung :
Mechanische Beatmung, pädiatrische Dialyse, ECMO (extrakorporale Membranoxygenierung)... Die USIPs verfügen über modernste Technologie, die auf die besonderen Bedürfnisse von Kindern zugeschnitten ist.

4. Emotionale Unterstützung :
Die USIP sind nicht nur Orte der medizinischen Intensivpflege, sondern auch Orte, an denen die Emotionen hochkochen. Die Familien zu unterstützen und sie in diesen angstbesetzten Momenten zu begleiten, ist ein wesentlicher Teil der Arbeit.

5. Entscheidungsfindung unter Zeitdruck :
Auf der Intensivstation muss jede Entscheidung schnell, aber immer überlegt getroffen werden. Die ständige Beurteilung des Zustands des Patienten, die Zusammenarbeit mit der Familie und die Berücksichtigung des gesamten klinischen Bildes sind von entscheidender Bedeutung.

6. Der Übergang zur Standardversorgung :
Das ultimative Ziel der ISU ist es, dass das Kind wieder Stabilität erlangt und die Station verlassen kann, entweder um nach Hause zurückzukehren oder um in eine weniger intensive Station verlegt zu werden.

Die pädiatrische Intensivstation und die Reanimation sind eine Erinnerung an die Zerbrechlichkeit des Lebens, aber auch an die Entschlossenheit des medizinischen Personals, mit Kompetenz und Mitgefühl um jeden Herzschlag, jeden Atemzug und jedes wiedergewonnene Lächeln zu kämpfen. Es ist eine Welt der ständigen Herausforderungen, in der Wissenschaft, Menschlichkeit und Beharrlichkeit in jedem Moment aufeinandertreffen.

Kinderchirurgie :
Vorbereitung und Nachbereitung.

Die Kinderchirurgie ist eine Welt, in der die Kleinsten operiert werden, mit präzisen und delikaten Eingriffen, die an ihren spezifischen Körperbau und ihre Physiologie angepasst sind. Von Nabelbrüchen bei Säuglingen bis hin zu komplexeren Eingriffen bei Teenagern - jede Operation ist einzigartig und jedes Kind verdient eine individuelle Betreuung.

In der Welt der kleinen Körper und großen Herzen sticht die Kinderchirurgie hervor. Sie ist nicht nur eine Sache von Skalpell und Skalpell, sondern vor allem eine Geschichte von Vertrauen, Verständnis und Kommunikation zwischen dem Chirurgen, dem Kind und seiner Familie.

1. Präoperative Bewertung :
Vor jedem chirurgischen Eingriff ist eine sorgfältige Beurteilung erforderlich. In dieser Phase werden potenzielle Risiken ermittelt, die vorliegende Pathologie verstanden und der Familie das bevorstehende Verfahren klar erläutert.

2. Psychologische Vorbereitung :
Eine Operation kann für das Kind und seine Angehörigen eine Stressquelle darstellen. Das Gesundheitspersonal muss daher eine Schlüsselrolle spielen, indem es das Kind beruhigt, informiert und mit spielerischen Methoden wie der Pflegepuppe oder der präoperativen Visite auf den Eingriff vorbereitet.

3. **Technische Besonderheiten :**
Ein Kind zu operieren ist nicht das Gleiche wie einen Erwachsenen zu operieren. Alles ist kleiner und empfindlicher. Die Anästhesie, die chirurgischen Instrumente, die Nähte - alles ist auf die Größe und die besonderen Bedürfnisse des Kindes abgestimmt.

4. Die postoperative :
Nach der Operation wird besonders auf die Schmerzen, die Wundheilung, aber auch auf die Ernährung und die Mobilität des Kindes geachtet. Die medizinischen Teams arbeiten zusammen, um eine optimale Genesung zu gewährleisten.

5. Unterstützung der Familie :
Die Eltern spielen eine wesentliche Rolle im Heilungsprozess. Die Ärzteteams helfen ihnen, die Operationsfolgen zu verstehen, geben ihnen Orientierungshilfen und unterstützen sie psychologisch.

6. Rehabilitation :
Je nach der durchgeführten Operation kann eine Rehabilitation erforderlich sein. Je nach Bedarf werden Physiotherapeuten, Ergotherapeuten oder Logopäden das Kind bei seiner Genesung begleiten.

7. Langfristige Nachbereitung :
Bei einigen Eingriffen ist eine regelmäßige Nachsorge erforderlich, um das Wachstum des Kindes zu überwachen, sicherzustellen, dass alles gut verläuft, und um möglichen Komplikationen oder Rückfällen zuvorzukommen.

Die Kinderchirurgie ist nicht nur eine Geschichte aus dem Operationssaal. Es ist ein Weg von der Diagnose bis zur Heilung, der mit Herausforderungen, aber auch mit Siegen gepflastert ist. Jedes Kind ist einzigartig, und in dieser Welt, in der die Größe der operierten Hände manchmal so klein ist, ist das Herz derer, die sie pflegen, riesig.

Transplantation bei Kindern.

Die Transplantation bei Kindern: eine Wiedergeburt mit vielen Facetten. Ob Herz, Niere, Leber oder ein anderes Organ - die Transplantation bei jungen Patienten ist eine medizinische Meisterleistung, eine Hoffnung für viele

Familien, aber auch ein komplexer Weg, bei dem Medizin, Ethik und Emotionen eng miteinander verflochten sind.

In der Welt der Pädiatrie ist eine Transplantation nicht nur eine Operation. Sie ist ein Wettlauf gegen die Zeit, ein Hoffnungsschimmer und ein Neuanfang für diese kleinen Krieger und ihre Familien. Jede Transplantation ist ein Wunder der Wissenschaft, aber auch ein unvergleichliches menschliches Abenteuer.

1. Beurteilung vor der Transplantation :
Noch bevor eine Transplantation in Betracht gezogen wird, wird eine umfassende Beurteilung durchgeführt. Dabei wird die Notwendigkeit der Transplantation festgestellt, der allgemeine Gesundheitszustand des Kindes beurteilt und der bestmögliche Spender ermittelt.

2. Erwartung :
Dies ist oft der schwierigste Teil. Das Warten auf ein passendes Organ kann lange dauern, und jeder Tag zählt. Während dieser Zeit wird das Kind engmaschig überwacht und es können Behandlungen durchgeführt werden, um seinen Zustand zu stabilisieren.

3. Operation :
Der Tag X ist endlich gekommen. Der bemerkenswert präzise Eingriff war das Ergebnis einer engen Zusammenarbeit zwischen Chirurgen, Anästhesisten und Krankenpflegern, die alle auf pädiatrische Transplantationen spezialisiert sind.

4. Die ersten Tage nach der Transplantation :
Sie sind von entscheidender Bedeutung. Der Körper des Kindes muss das neue Organ annehmen, und es besteht die Gefahr von Komplikationen. Die Ärzteteams achten darauf, diese Risiken zu minimieren und die Reaktion des Körpers des Kindes genau zu überwachen.

5. Immunsuppression :
Um zu verhindern, dass das Immunsystem des Kindes das neue Organ abstößt, werden immunsuppressive Medikamente verabreicht. Diese Behandlungen sind wichtig, können aber Nebenwirkungen haben.

6. Langfristige Nachbereitung :
Eine Transplantation ist kein Ende an sich. Sie ist der Beginn eines langen Weges, der von regelmäßigen Konsultationen, Analysen und Therapieanpassungen geprägt ist.

7. Psychosoziale Unterstützung :
Eine Transplantation ist nicht nur für das Kind, sondern auch für die ganze Familie eine große Herausforderung. Psychologen, Sozialarbeiter und Patientenorganisationen spielen eine entscheidende Rolle bei der Begleitung und Unterstützung dieser Familien.

8. Das Leben nach der Transplantation :
Mit der Zeit nimmt das transplantierte Kind wieder ein normales Leben auf. Natürlich müssen Vorsichtsmaßnahmen getroffen werden, aber die Hoffnung auf ein besseres Leben ist da und greifbar.

Die Transplantation bei Kindern ist ein Wunder der modernen Medizin, aber vor allem ist sie eine Geschichte der Liebe, der Widerstandsfähigkeit und des Mutes. Jedes transplantierte Kind ist ein Symbol für diesen harten Kampf gegen die Krankheit, und jeder Tag nach der Transplantation ist eine Feier des Lebens.

Kapitel 18 :
PÄDIATRISCHE PHARMAKOLOGIE

Die Besonderheiten der Medikamentenverabreichung bei Kindern.

Die Besonderheiten der Medikamentenverabreichung bei Kindern: eine Herausforderung, die auf das Milligramm genau berechnet wird.

Jeder, der schon einmal versucht hat, einem Kind ein Medikament zu verabreichen, weiß, dass dies keine leichte Aufgabe ist. Doch abgesehen von den verhaltensbezogenen Herausforderungen ist die Verabreichung von Medikamenten an ein Kind eine heikle Angelegenheit, die Präzision, Wissen und Wachsamkeit erfordert.

1. Individuelle Dosierung :
Die Physiologie eines Kindes ist nicht einfach eine verkleinerte Version der Physiologie eines Erwachsenen. Ihr Stoffwechsel, ihr sich entwickelndes Organsystem und sogar ihr Körperfettanteil beeinflussen die Art und Weise, wie sie Medikamente aufnehmen, verteilen, verstoffwechseln und ausscheiden. Daher werden die Dosen häufig nach Körpergewicht oder Körperoberfläche und nicht nach Standarddosen berechnet.

2. Wege der Verabreichung :
Einige bei Erwachsenen übliche Verabreichungswege können bei Kindern weniger geeignet sein. Beispielsweise können orale Medikamente in Tablettenform schwer zu

schlucken sein, sodass flüssige Formen oder spezielle pädiatrische Formulierungen erforderlich sind.

3. Bedenken bezüglich des Geschmacks :
Damit das Kind sein Medikament akzeptiert, muss es oftmals aromatisiert werden. Die Wahl des Aromas kann jedoch die Akzeptanz beeinflussen.

4. Skalierbarkeit der Bedürfnisse :
Mit dem schnellen Wachstum des Kindes müssen die Dosis und die Formulierungen möglicherweise häufig angepasst werden.

5. Reaktionen und Nebenwirkungen :
Bei Kindern können andere Nebenwirkungen auftreten als bei Erwachsenen. Einige Medikamente können z. B. das Wachstum oder die Entwicklung beeinträchtigen.

6. Nicht getestete Medikamente :
Viele der in der Pädiatrie verwendeten Medikamente wurden nie speziell bei Kindern getestet, sodass die Angehörigen der Gesundheitsberufe gezwungen sind, die Dosen zu extrapolieren und besonders auf Nebenwirkungen zu achten.

7. Einhaltung der Behandlung :
Die Einhaltung der Behandlung kann bei Kindern eine Herausforderung sein, vor allem, wenn sie Medikamente über einen längeren Zeitraum einnehmen müssen. Die Zusammenarbeit mit den Eltern oder Erziehungsberechtigten ist entscheidend, um eine regelmäßige Einnahme zu gewährleisten.

8. Bildung und Beteiligung :
Es ist von entscheidender Bedeutung, das Kind altersgemäß in das Verständnis seiner Behandlung einzubeziehen. Dies kann dazu beitragen, Ängste abzubauen und eine bessere Compliance zu fördern.

Bei der Verabreichung von Medikamenten an Kinder geht es nicht einfach darum, einem kleinen Wesen ein Medikament zu verabreichen. Sie ist eine Kunst und eine Wissenschaft, die ein tiefgreifendes Verständnis der pädiatrischen Pharmakologie, eine effektive Kommunikation mit dem Kind und seiner Familie sowie eine ständige Aufmerksamkeit für jedes Detail erfordert. Jede Dosis, jeder Tropfen, jede Pille ist ein Schritt auf dem Weg zum Wohlergehen des Kindes, was diese Aufgabe sowohl anspruchsvoll als auch zutiefst befriedigend macht.

Häufige Wechselwirkungen von Medikamenten.

Wenn mehrere Medikamente ins Spiel kommen, besteht immer die Chance, dass sie sich auf der metabolischen Tanzfläche des Körpers unerwartet kreuzen. Obwohl jeder Patient einzigartig ist, sind einige Tanzpartner bzw. Medikamente dafür bekannt, dass sie sich immer wieder in die Quere kommen.

1. Medikamente für das zentrale Nervensystem :
Antidepressiva, Antipsychotika, Anxiolytika und Opioide können miteinander interagieren, die Sedierung verstärken, die Atmung beeinflussen oder die Stimmung und das Verhalten verändern.

2. Herz-Kreislauf-Medikamente :
Bei einigen blutdrucksenkenden Mitteln kann die Wirksamkeit durch nichtsteroidale Antirheumatika (NSAR) verringert werden. Darüber hinaus kann die Kombination von Medikamenten, die das QT-Intervall verlängern, das Risiko von Herzrhythmusstörungen erhöhen.

3. Antibiotika und Antimykotika :
Einige dieser Wirkstoffe können in den Stoffwechsel von blutverdünnenden Medikamenten oder Statinen eingreifen und das Risiko von Blutungen oder Myopathie erhöhen.

4. Antikoagulantien :
Warfarin ist besonders für seine zahlreichen Wechselwirkungen bekannt. Es kann von Medikamenten wie Antibiotika, Antimykotika und sogar von einigen Vitamin-K-reichen Lebensmitteln beeinflusst werden.

5. Medikamente, die über die Leber metabolisiert werden :
Viele Medikamente werden durch das Enzymsystem Cytochrom P450 in der Leber metabolisiert. Wenn zwei Medikamente, die auf das gleiche Subsystem angewiesen sind, gleichzeitig eingenommen werden, können sie um den Stoffwechsel konkurrieren, wodurch der Spiegel eines oder beider Medikamente im System ansteigt.

6. Antazida und Chelatbildner :
Medikamente, die den pH-Wert des Magens verändern oder Ionen chelatieren, können die Absorption anderer Medikamente beeinträchtigen. Beispielsweise können Antazida die Absorption einiger Antibiotika verringern.

7. Medikamente und Lebensmittel :
Grapefruit ist dafür bekannt, dass sie mit mehreren Medikamenten, darunter Statine, interagiert und deren Konzentration im Blut erhöht. Ebenso kann der Konsum von Alkohol mit Medikamenten entweder die Sedierung erhöhen oder ihren Stoffwechsel beeinträchtigen.

8. Nahrungsergänzungsmittel und Heilkräuter :
Johanniskraut, das als pflanzliches Heilmittel gegen Depressionen eingesetzt wird, kann die Wirksamkeit vieler Medikamente, einschließlich oraler Kontrazeptiva, verringern.

9. Medikamente mit enger therapeutischer Breite :
Einige Medikamente haben ein enges therapeutisches Fenster, was bedeutet, dass der Unterschied zwischen einer wirksamen und einer toxischen Dosis minimal ist. Jeder Faktor, der ihre Konzentration im Blut verändert, wie z. B. eine Wechselwirkung mit anderen Medikamenten, kann schwerwiegende Folgen haben.

Der Schlüssel zur Navigation in diesem komplexen Ballett ist die Kommunikation: zwischen den Angehörigen der Gesundheitsberufe, aber vor allem zwischen dem Patienten und seinem Arzt oder Apotheker. Eine regelmäßige Überprüfung der Medikation, eine genaue Kenntnis der verschriebenen Medikamente und ständige Wachsamkeit sind entscheidend, um Fehltritte in diesem heiklen Tanz der Medikamente zu vermeiden.

Wachsamkeit gegenüber Nebenwirkungen und Medikamentenfehlern.

Das Navigieren in der Welt der Medikamente ist ein wenig wie das Gehen auf einem gespannten Drahtseil. Auf der einen Seite steht der potenzielle Nutzen von Behandlungen, die Linderung, Heilung oder Stabilisierung versprechen, und auf der anderen Seite das Risiko unerwünschter Nebenwirkungen und Fehler, die der Gesundheit des Patienten schaden können. Das Gleichgewicht ist also entscheidend, und Wachsamkeit ist das Schlüsselwort, um diese Sicherheit zu gewährleisten.

1. Nebenwirkungen verstehen :
Alle Medikamente können Nebenwirkungen haben. Das sind unerwünschte Reaktionen, die auftreten, wenn das Arzneimittel in Dosen verabreicht wird, die normalerweise beim Menschen zur Prophylaxe, Diagnose oder

Behandlung von Krankheiten oder zur Wiederherstellung, Korrektur oder Veränderung physiologischer Funktionen verwendet werden.

2. Medikationsfehler :
Dies ist jede Verhinderung oder Verringerung der therapeutischen Wirkung eines Arzneimittels aufgrund menschlicher Fehler, sei es bei der Verschreibung, der Abgabe, der Zubereitung, der Verabreichung oder der Überwachung. Diese Fehler können in jeder Phase der Behandlungskette auftreten.

3. Warnzeichen :
Einige Symptome können auf eine schwerwiegende Nebenwirkung oder einen Medikamentenfehler hinweisen. Beispielsweise können ungewöhnliche Blutungen, Atembeschwerden, ein schwerer Hautausschlag oder Gelbsucht alarmierend sein.

4. Die Bedeutung der Kommunikation :
Der Schlüssel zur Risikominimierung ist eine offene Kommunikation zwischen dem Patienten und dem medizinischen Fachpersonal. Die Patienten sollten sich wohl fühlen, wenn sie ungewöhnliche Symptome melden, und die Fachkräfte sollten zuhören und reagieren.

5. Fehlervermeidung :
Die doppelte Überprüfung von Rezepten, die Weiterbildung von Fachkräften und der Einsatz fortschrittlicher Technologien wie elektronische Patientenakten oder automatisierte Medikamentenverteilungssysteme sind allesamt Instrumente zur Vermeidung von Fehlern.

6. Patienten aufklären :
Informierte Patienten sind aktive Partner bei der Vermeidung von Medikationsfehlern. Sie können Fragen stellen, Etiketten überprüfen und sicherstellen, dass sie die Anweisungen richtig verstehen.

7. Pharmakovigilanz :

Hierbei handelt es sich um die Wissenschaft und die Aktivitäten, die sich mit der Erkennung, der Bewertung, dem Verständnis und der Vermeidung von Nebenwirkungen oder anderen Problemen im Zusammenhang mit der Verwendung von Arzneimitteln befassen. Dank dessen werden ständig neue Informationen über Arzneimittel gesammelt und analysiert, wodurch die Empfehlungen und Dosierungen angepasst werden können.

8. Die Bedeutung der Nachbereitung :

Nach der Verschreibung ist die Arbeit noch nicht beendet. Durch die regelmäßige Überwachung wird die Wirksamkeit der Behandlung überprüft, die Dosis ggf. angepasst und sichergestellt, dass der Patient keine unerwarteten Nebenwirkungen hat.

Die Wachsamkeit gegenüber Nebenwirkungen und Arzneimittelfehlern ist eine gemeinsame Verantwortung von Patienten und Angehörigen der Gesundheitsberufe. Gemeinsam können sie dafür sorgen, dass der potenzielle Nutzen von Arzneimitteln maximiert und gleichzeitig die Risiken minimiert werden. Ein heikler Tanz, gewiss, aber ein Tanz, der für die Gesundheit und das Wohlergehen aller von entscheidender Bedeutung ist.

Kapitel 19 :
DIE SIMULATION
IN DER PÄDIATRISCHEN AUSBILDUNG

Die Bedeutung der Simulation
für die Weiterbildung.

In der sich ständig verändernden Arena der Medizin, in der jeder Handgriff zählt und jede Sekunde entscheidend sein kann, endet die Ausbildung nie wirklich. Es ist eine ständige Reise des Lernens und Verbesserns, und hier kommt die Simulation zum Tragen. So wie ein Linienpilot in Flugsimulatoren trainiert, bevor er das Steuer eines echten Flugzeugs übernimmt, setzen auch Angehörige der Gesundheitsberufe zunehmend auf Simulationen, um ihre Fähigkeiten zu verfeinern und sich auf das Unvorhersehbare vorzubereiten.

1. Eine risikofreie Situationsbeschreibung :
Einer der größten Vorteile von Simulationen ist, dass sie eine risikofreie Umgebung bieten, in der Fehler ohne echte Konsequenzen gemacht werden können. So können die Lernenden in einem sicheren Kontext üben, experimentieren und ihre Fehler verstehen.
2. Die Realität wiedergeben :
Moderne Simulationszentren können verschiedene klinische Szenarien, von den häufigsten bis zu den seltensten, naturgetreu nachbilden. Diese realistische Nachbildung ermöglicht ein vollständiges Eintauchen in die Situation und bereitet den Einzelnen so besser auf die Realität vor Ort vor.

3. Sofortiges Feedback :

Nach jeder Simulationssitzung erhalten die Lernenden sofortiges Feedback zu ihrer Leistung, sodass sie ihre Stärken und Verbesserungsbereiche identifizieren können.

4. Entwicklung von Soft Skills :

Neben den reinen klinischen Fähigkeiten werden in der Simulation auch Fähigkeiten wie Kommunikation, Entscheidungsfindung, Teamarbeit oder Stressbewältigung trainiert.

5. Teamarbeit fördern :

Die Simulation bietet die einzigartige Gelegenheit, ein ganzes Team zu trainieren, sodass alle Mitglieder lernen können, effektiver und koordinierter zusammenzuarbeiten.

6. Aktualisierung der Kenntnisse :

Da sich Techniken, Verfahren und Ausrüstung ständig weiterentwickeln, ist die Simulation ein wirksames Mittel, um sicherzustellen, dass die Fachkräfte auf ihrem Gebiet auf dem neuesten Stand bleiben.

7. Vorbereitung auf seltene Situationen :

Manche klinischen Situationen treten nur selten auf, erfordern aber ein schnelles und effektives Eingreifen. Mithilfe von Simulationen können Berufstätige diese ungewöhnlichen Szenarien trainieren, damit sie nicht unvorbereitet sind, wenn der Tag kommt, an dem sie eintreten.

8. Bewertung der Kompetenzen :

Neben der Ausbildung kann die Simulation auch als Bewertungsinstrument eingesetzt werden, mit dem die Fähigkeiten und Leistungen einer Person objektiv gemessen werden können.

In einer Welt, in der klinische Spitzenleistungen zwingend erforderlich sind und die Fehlermargen minimal sind, bietet sich die Simulation als ein unschätzbares Instrument für die Weiterbildung von Gesundheitsfachkräften an. Sie ermöglicht es nicht nur, technische Fertigkeiten zu perfektionieren und auf dem neuesten Stand zu halten, sondern auch Teamgeist, Kommunikation und Entscheidungsfindung zu stärken. So bereitet die Simulation nicht nur auf die Herausforderungen des Alltags vor, sondern bildet auch zu Spitzenleistungen aus.

Gängige Szenarien
und wie man mit ihnen umgeht.

Die Pädiatrie ist eine Welt, in der jeder Tag neue Herausforderungen, Emotionen und Überraschungen mit sich bringt. Als Krankenpfleger ist es entscheidend, vorausschauend zu zu ‚handeln reagieren und vor allem, sich anzupassen. Im Folgenden werden einige gängige Szenarien in der Pädiatrie vorgestellt und Empfehlungen gegeben, wie Sie diese kompetent und gelassen angehen können.

1. Das fiebernde Kind ohne andere offensichtliche Symptome :
   - Verfallen Sie nicht in Panik. Fieber ist eine natürliche Reaktion des Körpers auf eine Infektion oder Entzündung.
   - Messen Sie die Temperatur genau und achten Sie auf andere Anzeichen (Ausschlag, Schüttelfrost, Lethargie).
   - Beruhigen Sie die Eltern und erklären Sie, dass Sie das Kind beurteilen und den Arzt informieren werden.
2. Das Kind, das die Pflege verweigert :
   - Nähern Sie sich ruhig und sprechen Sie sanft mit dem Kind.
   - Erklären Sie ihm einfach und kurz, was Sie tun werden.
   - Bieten Sie ihm an, ein Spielzeug zu halten oder Ihnen auf eine bestimmte Art und Weise zu helfen.
   - Wenn möglich, beziehen Sie die Eltern mit ein, um ihn zu beruhigen.

3. Der diskussionsunwillige Jugendliche :

Respektieren Sie sein Privatleben. Bieten Sie Gespräche ohne die Anwesenheit der Eltern an.

Bauen Sie ein Vertrauensverhältnis auf, indem Sie ihm zuhören, ohne zu urteilen.

Verwenden Sie eine altersgerechte Sprache und stellen Sie offene Fragen.

4. Das ständig weinende Baby :

Überprüfen Sie die Grundbedürfnisse: Hunger, Windel, Schlaf, Bequemlichkeit.

Versuchen Sie, das Kind mit sanften Bewegungen, Wiegenliedern oder indem Sie es an sich ziehen, zu beruhigen.

Beurteilen Sie, ob es medizinische Probleme geben könnte, z. B. Koliken oder eine Mittelohrentzündung.

5. Ängstliche oder überfürsorgliche Eltern :

Seien Sie einfühlsam. Denken Sie daran, dass sie sich in einer stressigen Zeit befinden.

Stellen Sie klare Informationen über den Zustand ihres Kindes und die von Ihnen geleistete Pflege zur Verfügung.

Fordern Sie sie auf, Fragen zu stellen, und drücken Sie Ihre Bereitschaft aus, ihnen zuzuhören.

6. Ein Kind, das allergische Reaktionen auf ein Medikament hat :

Beenden Sie sofort die Verabreichung des Medikaments.

Beurteilen Sie die Lebenszeichen des Kindes und achten Sie auf mögliche Ausschläge oder Atembeschwerden.

Informieren Sie den Arzt und dokumentieren Sie die Allergie in der Krankenakte.

7. Ein Kind, das auf der Station gestürzt ist :

Bleiben Sie ruhig und vergewissern Sie sich, dass das Kind in Sicherheit ist.

Beurteilen Sie schnell, ob es Verletzungen oder Anzeichen eines Traumas gibt.

Informieren Sie die Eltern und den Arzt. Dokumentieren Sie den Vorfall.

Jedes Szenario in der Pädiatrie ist einzigartig, ebenso wie jedes Kind. Der Schlüssel liegt darin, jede Situation mit Ruhe, Kompetenz und Mitgefühl anzugehen. Mit der Zeit und der Erfahrung entwickelt der Kinderkrankenpfleger eine Intuition und Anpassungsfähigkeit, die es ihm ermöglichen, die täglichen Herausforderungen effektiv zu bewältigen. Und im Zentrum all dessen steht immer der tiefe Wunsch, den jungen Patienten und ihren Familien die bestmögliche Pflege zukommen zu lassen.

Feedback und kontinuierliche Verbesserung dank der Simulation.

Die Pädiatrie ist ein Fachgebiet, in dem viel auf dem Spiel steht. Die Patienten sind verletzlich, die Krankheiten vielfältig und die Symptome oft subtil oder atypisch. Wie kann der Krankenpfleger in diesem Zusammenhang sicher sein, dass er richtig handelt? Wie können Sie eine hervorragende Pflege gewährleisten? Die Antwort auf diese Frage könnte in einem immer beliebter werdenden pädagogischen Instrument liegen: der Simulation.

Die Simulation: Eine Fata Morgana der Realität
Simulation ist die Kunst, eine Situation oder eine Pathologie realistisch und ohne die damit verbundenen Risiken nachzubilden. Mit Hilfe von hyperrealistischen Puppen, angepassten Umgebungen und durchdachten Szenarien wird der Krankenpfleger in eine fast reale Situation versetzt, sei es ein Notfall, ein heikles Verfahren oder eine schwierige Kommunikation mit einem Elternteil.

Feedback: Der Spiegel unserer Handlungen
Der wahre Schatz der Simulation liegt nicht so sehr in der Erfahrung selbst, sondern im anschließenden Feedback. Es

ist dieser Moment der Analyse, der Reflexion und der Diskussion, der es dem Krankenpfleger ermöglicht, Abstand zu gewinnen und seine Stärken und Verbesserungsmöglichkeiten zu erkennen. In einem wohlwollenden Umfeld bieten die Kollegen und Ausbilder konstruktives Feedback, Ratschläge und Tipps. Fehler werden nicht stigmatisiert, sondern als Lerngelegenheiten gesehen.

Kontinuierliche Verbesserung: eine endlose Suche

Die Schönheit der Simulation liegt auch in ihrer Flexibilität. Die Szenarien können so angepasst werden, dass sie die aktuellen Herausforderungen der Pädiatrie, neue Praktiken oder sogar kürzlich in einer Station aufgetretene Fehler widerspiegeln. Auf diese Weise ermöglicht sie eine kontinuierliche Verbesserung, eine Anpassung an die sich ändernden Bedürfnisse des Berufsstandes und eine Vorbereitung auf die komplexesten Situationen.

Simulation: eine Kultur, kein Ereignis

Damit Simulationen Früchte tragen, sollten sie nicht als isoliertes Ereignis, sondern als integraler Bestandteil der Ausbildungskultur gesehen werden. Regelmäßige Sitzungen, die Unterstützung durch das Management und das Engagement der Ausbilder sind Schlüssel zur Schaffung eines echten Klimas des Vertrauens, des Lernens und der Exzellenz.

Die Simulation ist nicht nur ein Werkzeug, sondern eine Philosophie. Sie erinnert daran, dass selbst in einem so anspruchsvollen Beruf wie dem der Pädiatrie das Lernen kontinuierlich ist, Fehler menschlich sind und Spitzenleistungen immer in Reichweite sind. Dank ihr kann der Kinderkrankenpfleger mit Zuversicht voranschreiten, da er weiß, dass er ein pädagogisches GPS besitzt, um durch das komplexe Meer der Pädiatrie zu navigieren.

Kapitel 20 :
PSYCHISCHE GESUNDHEIT
IN DER PÄDIATRIE

Erkennen Sie die Anzeichen psychischer Not bei Kindern.

Das Kind, dieses sich ständig entwickelnde Wesen, ist ein komplexes Universum. Seine Gefühle, seine Psyche, sein Verhalten - alles ist in Bewegung, alles muss entdeckt werden. Inmitten dieses Wachstumsstrudels können bestimmte Signale darauf hindeuten, dass das Kind nicht einfach nur wächst, sondern dass es sich in einer psychischen Notlage befindet. Diese zu erkennen, ist für Gesundheitsfachkräfte von entscheidender Bedeutung.

Verhaltensänderungen: Die ersten Warnsignale
Einer der ersten Indikatoren für eine Notlage bei einem Kind ist eine Veränderung in seinem gewohnten Verhalten. Dabei kann es sich um plötzliche Unruhe handeln, um einen Rückschritt bei Fähigkeiten, die es beherrschte (wie Schlafen oder Sauberkeit), um unerklärliche Aggressivität oder um sozialen Rückzug. Diese oft subtilen Veränderungen sind wie die ersten Risse in einer Mauer: Manchmal kündigen sie eine darunter liegende, geschwächte Struktur an.

Schlafstörungen: Wenn Träume zum Albtraum werden
Schlafstörungen sind bei Kindern in Not häufig anzutreffen. Schlaflosigkeit, wiederholte Albträume, Schlafwandeln oder Nachtschrecken können Ausdruck einer zugrunde liegenden Angst sein. Es ist entscheidend, diese Anzeichen nicht zu übersehen, da ein gestörter Schlaf langfristig Auswirkungen auf die körperliche und geistige Gesundheit des Kindes haben kann.

Schulschwierigkeiten: Die Schule als Spiegel der Seele

Die Schule ist oft ein Spiegelbild des Wohlbefindens eines Kindes. Ein plötzlicher Leistungsabfall, Desinteresse am Lernen, Konflikte mit Mitschülern oder Lehrern können aufschlussreiche Anzeichen sein. Hinter einem "Ich mag die Schule nicht" verbirgt sich manchmal ein "Ich fühle mich nicht wohl".

Verbale und nonverbale Ausdrucksformen: Worte und Übel

Ein Kind in Not kann sein Unwohlsein manchmal in Worte fassen, indem es alarmierende Sätze wie "Ich bin scheiße", "Ich will sterben" oder "Niemand liebt mich" sagt. Häufig spricht jedoch sein Körper: unerklärliche Bauchschmerzen, Kopfschmerzen, traurige Augen und eine krumme Körperhaltung. Die Fähigkeit, auf diese nonverbalen Signale zu hören, ist von grundlegender Bedeutung.

Übersteigerte emotionale Reaktionen : Wenn der Kelch überläuft

Starke Wutanfälle, untröstliches Weinen, Überempfindlichkeit... Diese unverhältnismäßigen Reaktionen können darauf hindeuten, dass das Kind emotional überfordert ist und seine Gefühle nicht regulieren kann.

Seelische Not bei Kindern ist ein komplexes emotionales Labyrinth. Seine Signale zu erkennen bedeutet, die Karte zu besitzen, die es ermöglicht, mit dem Kind an seiner Seite zu navigieren und es in eine Oase des Friedens und des Wohlbefindens zu führen. Für den Kinderkrankenpfleger ist das eine Herausforderung, aber auch eine Aufgabe: für alle Kinder da zu sein, wachsam zu sein und zuzuhören, die still und leise um Hilfe bitten.

Die Auswirkungen von Krankenhausaufenthalten auf die psychische Gesundheit.

Das Krankenhaus. Ein Ort der Hoffnung, der Heilung, aber auch der Umwälzungen und der Sorgen. Für den Patienten, ob Erwachsener oder Kind, ist ein Krankenhausaufenthalt nie harmlos. Er bedeutet eine Auszeit vom Lebensrhythmus, ein Eintauchen in eine Welt, in der die Verletzlichkeit spürbar ist und Körper und Geist auf eine harte Probe gestellt werden. Und genau diese Auswirkungen auf die psychische Gesundheit verdienen unsere volle Aufmerksamkeit.

Der Ankündigungsschock: Wenn die Realität uns einholt
Der Moment, in dem man erfährt, dass ein Krankenhausaufenthalt notwendig ist, kann wie ein Elektroschock erlebt werden. Unabhängig davon, ob der Krankenhausaufenthalt geplant oder unerwartet ist, stürzt die Ankündigung den Einzelnen in ein Meer von Emotionen: Angst, Traurigkeit, Wut, Unverständnis. Dieser anfängliche emotionale Sturm kann ein Vorbote für die kommenden psychologischen Herausforderungen sein.

Zeitliche Desorientierung: Wenn die Tage durcheinander geraten
Die langen weißen Flure, das ständige Hin und Her des Pflegepersonals, das Piepen der Maschinen... Die Krankenhausumgebung neigt dazu, den Patienten zu verwirren. Die Tage ähneln sich, die Nächte sind manchmal kurz oder unterbrochen, das Zeitgefühl verflüchtigt sich. Diese Orientierungslosigkeit kann zu einem Gefühl der Isolation oder sogar der Depersonalisierung führen.

Verlust der Selbstständigkeit: Das schwierige Loslassen

Patient zu sein bedeutet, zu akzeptieren, dass man abhängig wird. Ob bei den intimsten Verrichtungen oder bei Entscheidungen über die eigene Gesundheit, der Verlust der Selbstständigkeit kann als Demütigung oder Degradierung empfunden werden. Dieses Gefühl kann Gefühle der Hilflosigkeit oder der Entwertung nähren.

Soziale Isolation: Die Entfremdung von Angehörigen
Auch wenn Besuche erlaubt sind, führt der Krankenhausaufenthalt zu einem Bruch mit dem Alltag und den Angehörigen. Diese Isolation kann zu Einsamkeit führen und das Gefühl des Verlassenwerdens oder der Traurigkeit noch verstärken.

Sorgen um die Zukunft : Ungewissheit als Begleiter
Die Zukunft wird oft zu einer großen Sorge. Wie wird das Leben nach dem Krankenhausaufenthalt aussehen? Wird es Folgeerkrankungen geben? Wird es Rückfälle geben? Diese ständige Ungewissheit kann zu Angst und Stress führen.

Die Wiederverbindung mit der Außenwelt: Die Herausforderung der Rückkehr zur Normalität
Die Entlassung aus dem Krankenhaus ist nicht gleichbedeutend mit einer sofortigen Rückkehr in die Normalität. Die Rekonvaleszenz, die Anpassung an den Alltag und sogar das Trauma des Erlebten können die psychische Gesundheit schwer belasten.

Ein Krankenhausaufenthalt ist zwar oft notwendig, zieht aber eine Kaskade von Auswirkungen auf die Psyche nach sich. Diese Auswirkungen zu erkennen und ihnen zuvorzukommen ist entscheidend, um dem Patienten eine umfassende Unterstützung zu bieten, bei der Körper und Geist gemeinsam gepflegt werden. Für Angehörige der Gesundheitsberufe bedeutet dies, dass sie aufmerksam zuhören, einen ganzheitlichen Ansatz verfolgen und eng mit

Spezialisten für psychische Gesundheit zusammenarbeiten müssen.

Zusammenarbeit mit Fachleuten der psychischen Gesundheit.

Gesundheit ist ein empfindliches Gleichgewicht zwischen körperlichen und geistigen Aspekten. Auch wenn sich ein Krankenhausaufenthalt hauptsächlich mit körperlichen Beschwerden befasst, darf der psychologische Aspekt der Behandlung auf keinen Fall vernachlässigt werden. Eine effektive Zusammenarbeit mit Fachkräften der psychischen Gesundheit ist daher unerlässlich, um eine ganzheitliche Betreuung des Patienten zu gewährleisten. Doch wie kommt es zu dieser Allianz zwischen Körper und Geist?

Interdisziplinarität: Eine Notwendigkeit
Die Zusammenarbeit beschränkt sich nicht auf eine einfache Konsultation. Sie ist Teil einer interdisziplinären Dynamik, bei der sich Ärzte, Krankenpfleger, Psychologen, Psychiater und andere Berufsgruppen regelmäßig über den Fall des Patienten austauschen. Dieser kollaborative Ansatz ermöglicht eine umfassende Sicht auf den Patienten, sowohl in physischer als auch in psychologischer Hinsicht.

Anzeichen erkennen: Ständige Wachsamkeit
Gesundheitsfachkräfte sind oft die ersten, die die Anzeichen einer psychischen Notlage erkennen. Ob es sich dabei um eine Verhaltensänderung, eine gedrückte Stimmung oder einen verbalen Ausdruck von Leid handelt, diese Hinweise sind entscheidend, um den Patienten an eine geeignete Behandlung zu verweisen.

Psychologische Intervention: Eine wertvolle Unterstützung
Angesichts einer Krankheit, eines chirurgischen Eingriffs oder eines längeren Krankenhausaufenthalts können die

psychologischen Reaktionen vielfältig sein: Angst, Depression, Wut, Verweigerung usw. Fachkräfte für psychische Gesundheit greifen ein, um einen Raum zum Zuhören, Reden und gegebenenfalls eine angemessene therapeutische Betreuung anzubieten.

Erziehen und beruhigen : Die Rolle der Information

Unkenntnis oder falsche Vorstellungen über bestimmte Krankheiten können Ängste auslösen. Psychiatrische Fachkräfte spielen in Zusammenarbeit mit dem übrigen Behandlungsteam eine wesentliche Rolle bei der Aufklärung des Patienten und seiner Familie, indem sie ihnen helfen, die Situation, die Behandlung und die Aussichten besser zu verstehen.

Die Zeit nach dem Krankenhausaufenthalt: Die Verbindung nicht abbrechen

Die Entlassung aus dem Krankenhaus bedeutet nicht das Ende des Behandlungspfads. Psychiatrische Fachkräfte können eine Nachsorge nach dem Krankenhausaufenthalt gewährleisten, insbesondere bei Patienten, die traumatische Ereignisse erlebt haben oder eine psychologische Vorgeschichte haben. Diese Kontinuität in der Betreuung ist für eine vollständige Genesung von entscheidender Bedeutung.

Die Zusammenarbeit mit psychosozialen Fachkräften bereichert und ergänzt die herkömmliche medizinische Versorgung. Sie erinnert daran, dass hinter jeder Krankheit und jeder Verletzung ein menschliches Wesen mit seinen Emotionen, Ängsten und Hoffnungen steht. Und nur wenn man sich um diese menschliche Dimension kümmert, kann man den Anspruch erheben, eine wirklich integrierte Versorgung anzubieten.

Kapitel 21 :
GENETISCHE KRANKHEITEN
UND METABOLISCHEN
ERKRANKUNGEN IN DER PÄDIATRIE

Einführung in genetische Krankheiten.

Wir alle bestehen aus unzähligen kleinen Bausteinen, die man Zellen nennt. Im Herzen jeder Zelle, verborgen wie ein Schatz, befindet sich eine unglaublich komplexe Informationsbibliothek: unsere DNA. In dieser eleganten Spirale, der Doppelhelix, sind alle Anweisungen verschlüsselt, die wir zum Aufbau und zur Funktion unseres Körpers benötigen. Aber manchmal gibt es Fehler in diesem Code, Missverständnisse in diesen Anweisungen, und das ist der Ort, an dem genetische Krankheiten entstehen.

Genetische Krankheiten sind wie alte Geschichten, die über Generationen hinweg weitergegeben wurden, manchmal still und leise, manchmal mit einem plötzlichen Ausbruch. Sie können von unseren Eltern geerbt werden, oder sie können spontan auftreten, wie eine falsche Note in einer ansonsten harmonischen Melodie. Diese Variationen können winzig sein, manchmal ist nur ein Buchstabe des genetischen Codes fehlerhaft, aber ihre Folgen können weitreichend sein und alle Aspekte der Gesundheit und Entwicklung beeinflussen.

Doch so mysteriös und komplex diese Krankheiten auch erscheinen mögen, sie erzählen uns auch Geschichten von Innovation, Ausdauer und Hoffnung. Mit jeder Entdeckung im Bereich der Genetik kommen wir dem Verständnis dieser Rätsel und der Art und Weise, wie sie behandelt

151

oder verhindert werden können, einen Schritt näher. Von der Gentherapie bis hin zu präventiven Tests eröffnen medizinische Fortschritte immer wieder neue Wege, um diese einzigartigen Herausforderungen anzugehen.

Genetische Krankheiten sind zwar tief in unserer DNA verankert, aber sie sind nicht unser unerschütterliches Schicksal. Mit der Wissenschaft als Kompass navigieren wir durch diese komplexen Gewässer und versuchen, die Betroffenen zu verstehen, zu heilen und zu unterstützen. Während wir in dieses riesige Universum der Genetik eintauchen, sollten Sie sich vor Augen halten, dass jedes Gen eine Geschichte erzählt, jede Variation eine Bedeutung hat und jede Entdeckung die Hoffnung auf eine bessere Zukunft mit sich bringt.

Herausforderungen bei der Betreuung.

Die medizinische Versorgung ist ein kurvenreicher Weg, ein heikler Tanz zwischen dem Patienten, dem medizinischen Personal, der Familie und manchmal einer ganzen Gemeinschaft. In der Pädiatrie, wo das Kind im Mittelpunkt steht, kann dieser Weg noch komplexer sein. Wie das Führen eines zerbrechlichen Bootes durch eine stürmische See stellt jede Welle, jede Strömung eine einzigartige Herausforderung dar, die es zu bewältigen gilt.

Erstens ist die Kommunikation von größter Bedeutung, aber sie kann sich als schwierig erweisen. Vor allem jüngeren Kindern fehlen oft die Worte, um ihren Schmerz oder ihre Ängste auszudrücken. Außerdem kann das Verstehen komplexer Diagnosen oder invasiver Behandlungen für Eltern, die bereits von Sorgen überwältigt sind, eine große Herausforderung darstellen.

Als Nächstes kommt die Herausforderung der individuellen Pflege. Jedes Kind ist einzigartig, mit seiner eigenen Kombination von Symptomen, Bedürfnissen und persönlichen Geschichten. Die Pflege auf jeden einzelnen Patienten abzustimmen und dabei klinische Empfehlungen und Standardprotokolle zu berücksichtigen, ist eine schwierige Kunst, die das Pflegepersonal beherrschen muss.

Auch der familiäre Hintergrund spielt eine entscheidende Rolle. Eine Familie kann eine unschätzbare Quelle der Unterstützung sein, aber sie kann auch ein Terrain für Stress und Anspannung sein. Die Berücksichtigung der Familiendynamik, der sozioökonomischen Ungleichheiten und der kulturellen Überzeugungen ist für eine erfolgreiche Behandlung von entscheidender Bedeutung.

Ein weiteres großes Hindernis sind die Ressourcen bzw. deren Mangel. Sei es der Zugang zu teuren Medikamenten, Spezialausrüstungen oder Fachkräften - die Fähigkeit, eine optimale Versorgung zu gewährleisten, wird manchmal durch äußere Zwänge behindert.

Doch trotz dieser Herausforderungen ist die pädiatrische Pflege auch von unzähligen Geschichten über Belastbarkeit, Innovation und Hoffnung geprägt. Jedes überwundene Hindernis stärkt die Bindung zwischen Betreuer und Betreutem, und jeder noch so kleine Erfolg wird als großer Sieg gefeiert.

Die Pflege ist eine Reise mit Höhen und Tiefen. Aber mit Entschlossenheit, Einfühlungsvermögen und Zusammenarbeit können wir durch diese Herausforderungen navigieren, immer mit dem Ziel, unseren jungen Patienten die bestmögliche Versorgung zukommen zu lassen.

Zusammenarbeit mit Genetikern und genetische Berater.

Die Medizin hat im Laufe der Jahrzehnte rasante Fortschritte gemacht, und die Genetik ist eines ihrer vielversprechendsten und komplexesten Gebiete. Da wir immer tiefer in den genetischen Code eintauchen und die Geheimnisse unserer DNA entschlüsseln, ist die Notwendigkeit einer engen Zusammenarbeit zwischen Kinderärzten, Genetikern und genetischen Beratern noch nie so entscheidend gewesen.

In erster Linie kann der Genetiker durch sein umfassendes Wissen über Gene, Chromosomen und Moleküle die Geheimnisse einer Krankheit lüften, die sonst ein Rätsel bleiben würde. Ob es sich um eine seltene Erkrankung oder eine Genmutation handelt, die zu einem Krankheitsbild führt, sein Fachwissen ermöglicht eine genaue Diagnose, die oft schon durch eine einfache Blutanalyse gestellt werden kann.

Doch eine genetische Diagnose, so genau sie auch sein mag, kann für eine Familie, die bereits von Sorgen geplagt ist, schwer zu entschlüsseln sein. Hier kommt der genetische Berater ins Spiel. Wie ein Übersetzer fungiert er als Brücke zwischen der komplexen Welt der Genetik und der täglichen Realität der Patienten und ihrer Familien. Mitfühlend und klar liefert er wichtige Informationen, hilft den Familien zu verstehen, womit sie konfrontiert sind, und führt sie durch die manchmal verwirrenden medizinischen Entscheidungen, die vor ihnen liegen.

Der Kinderarzt hingegen steht an der Schnittstelle zwischen diesen beiden Welten. Er arbeitet eng mit dem Genetiker zusammen, um die medizinischen Auswirkungen der Diagnose zu verstehen, und mit dem genetischen Berater, um sicherzustellen, dass die Familie die notwendige Unterstützung und Information erhält. Seine intime Kenntnis des Kindes und seiner Familie ermöglicht es ihm, die Pflege ganzheitlich anzupassen und dabei sowohl die medizinischen als auch die psychologischen Bedürfnisse des Kindes zu berücksichtigen.

Diese dreidimensionale Zusammenarbeit stellt die Zukunft der Pädiatrie dar. Wenn man diese drei Säulen zusammenbringt, entsteht ein integrierter Ansatz, der das Kind und seine Familie in den Mittelpunkt der Versorgung stellt und gleichzeitig von den neuesten wissenschaftlichen Erkenntnissen profitiert. Und da sich die Wissenschaft der Genetik weiterentwickelt, wird diese Zusammenarbeit der Schlüssel sein, um sicherzustellen, dass jedes Kind die bestmögliche Pflege erhält, die auf sein einzigartiges genetisches Erbe zugeschnitten ist.

Kapitel 22 :
DIE BETREUUNG
ANSTECKENDE KRANKHEITEN

Infektiöse Krankheiten
die in der Pädiatrie üblich sind.

Schon in den ersten Lebenstagen werden Kinder mit einer unsichtbaren Welt konfrontiert, die von Bakterien, Viren und anderen Mikroorganismen bevölkert ist. Diese Begegnungen sind zwar oft harmlos, können aber manchmal zu Infektionskrankheiten führen. In der Pädiatrie ist die Kenntnis dieser Erkrankungen von entscheidender Bedeutung, da sie einen großen Teil der Konsultationsgründe ausmachen.

Zu den "Klassikern" der pädiatrischen Welt gehören:

Atemwegsinfektionen: wie Bronchiolitis, die bei Säuglingen häufig durch das Respiratory Syncytial Virus (RSV) verursacht wird, oder Mittelohrentzündungen und Angina, die bei älteren Kindern häufig vorkommen.

Virale Gastroenteritis: Sie ist durch Erbrechen, Durchfall und manchmal Fieber gekennzeichnet. Sie werden häufig durch Rotaviren oder Noroviren verursacht.

Hautinfektionen: wie Impetigo, eine oberflächliche bakterielle Infektion, oder Windpocken, eine Viruserkrankung, die einen Ausschlag mit juckenden Bläschen verursacht.

Harnwegsinfektionen: Sie kommen bei Mädchen häufiger vor und können durch verschiedene Bakterien verursacht werden, am häufigsten durch Escherichia coli.

Eruptive Krankheiten: wie Röteln, Masern oder Mumps. Obwohl die Impfung ihre Häufigkeit verringert hat, kann es immer noch zu Ausbrüchen kommen.

Meningitis: Entzündungen der Hirnhäute, die durch Bakterien wie Meningokokken oder durch Viren verursacht werden können.

Neben diesen häufigen Erkrankungen muss sich die Pädiatrie auch auf weniger häufige, aber potenziell schwerwiegende Krankheiten wie Tetanus, Tuberkulose oder Keuchhusten vorbereiten. Die Impfung spielt hier eine entscheidende Rolle bei der Prävention.

Diese Krankheiten zu kennen bedeutet auch, sie schnell erkennen zu können. Die Symptome bei Kindern können manchmal atypisch oder unauffälliger sein, als man denkt. Das aufmerksame Zuhören der Eltern, klinische Wachsamkeit und eine gute Zusammenarbeit zwischen den Angehörigen der Gesundheitsberufe sind daher von entscheidender Bedeutung, um eine schnelle und genaue Diagnose zu stellen und so die bestmögliche Behandlung zu bieten.

Die Pädiatrie ist eine ständige Reise zwischen der sichtbaren Welt des Kindes und der unsichtbaren Welt der Mikroorganismen. Ein heikler Tanz, bei dem Wissen, Vorbeugung und schnelles Handeln die Schlüssel zu einer erfolgreichen Behandlung sind.

Prävention und Kontrolle von Infektionen.

Das Kinderkrankenhaus ist eine Festung. Und doch sind seine Feinde mit bloßem Auge nicht zu erkennen. Es handelt sich um Mikroorganismen: Viren, Bakterien und Pilze, die trotz ihrer Größe großen Schaden anrichten können. Im Zentrum dieses Kampfes steht die Rolle des

Gesundheitspersonals, das Infektionen vorbeugen und bekämpfen muss.

Grundlagen der Prävention :

Die erste Verteidigungslinie bleibt die **Handhygiene**. Es mag vereinfachend klingen, aber regelmäßiges und gründliches Händewaschen mit Wasser und Seife oder mit hydroalkoholischen Lösungen kann das Risiko einer Übertragung erheblich verringern.

Eine weitere wesentliche Maßnahme ist die **Isolierung von infizierten Patienten.** Je nach Art der Infektion können verschiedene Vorsichtsmaßnahmen getroffen werden, von der Standardisolierung bis hin zu spezielleren Maßnahmen wie der Tröpfchenisolierung bei Atemwegserkrankungen.

Die **Desinfektion von Oberflächen und Geräten** ist ebenfalls von entscheidender Bedeutung. Spielzeug, das häufig in pädiatrischen Abteilungen vorhanden ist, muss regelmäßig gereinigt werden, ebenso wie Möbel oder medizinische Instrumente.

Eine weitere wichtige Waffe ist **die Impfung,** sowohl der Patienten als auch des Pflegepersonals. Sie schützt nicht nur die geimpften Individuen, sondern trägt auch zum Schutz der Gemeinschaft bei, indem sie die Zirkulation von Infektionserregern einschränkt.

Die ständige Weiterbildung des Personals ist ebenfalls von grundlegender Bedeutung. Denn die Übertragungswege der verschiedenen Krankheitserreger zu verstehen, die neuesten Empfehlungen zu kennen oder einfach nur für die Herausforderungen im Zusammenhang mit Infektionen sensibilisiert zu sein, bedeutet, die Barriere gegen Epidemien zu stärken.

Über die Prävention hinaus :

Trotz all dieser Vorsichtsmaßnahmen kann es zu Infektionen kommen. Die schnelle **Erkennung** und Identifizierung des verursachenden Krankheitserregers ist dann entscheidend, um geeignete Maßnahmen einzuleiten.

Durch das **Feedback** und die **Analyse unerwünschter Ereignisse** können die Protokolle angepasst und verbessert werden, wodurch das System immer robuster wird.

Auch die **Zusammenarbeit mit den Familien ist wichtig.** Die Aufklärung über Infektionsanzeichen, das Melden verdächtiger Symptome und die Vermittlung von Hygienemaßnahmen tragen dazu bei, dass die erste Überwachungslinie - das Umfeld des Kindes - aktiv einbezogen wird.

Die Prävention und Kontrolle von Infektionen in der Pädiatrie ist eine kollektive Aufgabe, bei der jede Geste, jede Entscheidung und jede Zusammenarbeit zählt. Denn letztlich geht es darum, unsere wertvollsten Schätze zu schützen: die Kinder.

Impfen: Mythen und Tatsachen.

In einer Zeit, in der der Zugang zu Informationen so einfach ist wie nie zuvor, wird es zu einer gewaltigen Herausforderung, das Wahre vom Falschen zu trennen, und Impfungen sind hier keine Ausnahme. Es kursieren zahlreiche vorgefasste Meinungen, die manchmal von uralten Ängsten oder Missverständnissen geprägt sind und das Misstrauen schüren. Wir wollen uns mit dieser entscheidenden Frage der öffentlichen Gesundheit beschäftigen, Mythen von Realitäten trennen und diesen Weg, für den Wissenschaft und Medizin so viel getan haben, aufklären.

Mythos 1: Impfstoffe können die Krankheiten verursachen, die sie eigentlich verhindern sollen.
Realität: Die meisten Impfstoffe enthalten abgeschwächte oder inaktivierte Formen der Keime, auf die sie abzielen, und sind so konzipiert, dass sie eine Immunreaktion

auslösen, ohne eine Krankheit zu verursachen. Wenn manche Menschen nach einer Impfung leichte Symptome verspüren, hängt dies in der Regel mit der Reaktion des Körpers auf die Beschaffenheit des Impfstoffs zusammen und nicht mit der Krankheit selbst.

Mythos 2: Es ist besser, sich auf natürliche Weise mit einer Krankheit anzustecken, als sich impfen zu lassen.
Realität: Die Krankheiten, gegen die wir impfen, können schwerwiegend sein und zu Komplikationen führen. Masern können z. B. eine Gehirnentzündung verursachen und Polio kann zu dauerhaften Lähmungen führen. Sich impfen zu lassen, bietet Schutz, ohne die mit diesen Krankheiten verbundenen Risiken auf sich nehmen zu müssen.

Mythos 3: Impfstoffe enthalten gefährliche Inhaltsstoffe wie Quecksilber.
Realität: Impfstoffe unterliegen strengen Standards und die Mengen an Zusatzstoffen, die sie enthalten, sind verschwindend gering und gelten als sicher. Thiomersal zum Beispiel, das Quecksilber enthält, wurde aus allen Impfstoffen für Kinder entfernt oder auf vernachlässigbare Spuren reduziert.

Mythos 4: Impfungen können Autismus verursachen.
Realität: Diese Vorstellung beruht auf einer Studie aus dem Jahr 1998, die inzwischen in Verruf geraten ist und zurückgezogen wurde. Zahlreiche nachfolgende Studien haben gezeigt, dass es keinen Zusammenhang zwischen Impfungen und Autismus gibt.

Mythos 5: Es ist besser, die Abstände zwischen den Impfungen zu vergrößern, um das Immunsystem der Kinder nicht zu überlasten.
Realität: Der Impfkalender wird sorgfältig zusammengestellt, um so früh wie möglich einen optimalen

Schutz zu bieten. Wenn die Impfungen in größeren Abständen erfolgen, werden die Kinder unnötigerweise länger Krankheiten ausgesetzt.

In einer Zeit, in der sich Fehlinformationen so schnell wie ein Virus verbreiten können, ist es unsere beste Verteidigung, uns mit Wissen zu wappnen. Impfstoffe sind eine der wertvollsten medizinischen Errungenschaften der Geschichte, die unzählige Leben gerettet und das Leiden von Millionen von Menschen verringert haben. Angesichts der Dunkelheit der Mythen muss das Licht der Tatsachen immer vorherrschen.

Kapitel 23 :
ETHIK IN DER PÄDIATRIE

Häufige ethische Dilemmasituationen.

Die Ethik, dieser moralische Kompass, wird in vielen Situationen oft auf die Probe gestellt, vor allem in den Bereichen Medizin, Forschung, Justiz und Wirtschaft. Wenn sie mit Entscheidungen konfrontiert werden, bei denen "gut" und "richtig" scheinbar im Widerspruch zueinander stehen, können Fachleute und Einzelpersonen tiefe Verwirrung empfinden. Hier sind einige der am häufigsten auftretenden ethischen Dilemmasituationen:

Vertraulichkeit vs. Sicherheit: Sollte man die Vertraulichkeit brechen, um eine Person oder die Gesellschaft zu schützen? Könnte ein Arzt z. B. die Behörden informieren, wenn ein Patient eine Absicht gesteht, anderen zu schaden?

Autonomie vs. Wohlbefinden: Sollte die Wahl einer Person respektiert werden, auch wenn diese Wahl für sie nachteilig zu sein scheint? Dies ist beispielsweise der Fall, wenn ein Patient eine Behandlung ablehnt, die sein Leben retten könnte.

Gerechtigkeit vs. Fairness: Sollen alle Menschen gleich behandelt werden oder soll die Behandlung an die individuellen Bedürfnisse angepasst werden? Wie sollen z. B. im Gesundheitssystem die begrenzten Ressourcen verteilt werden: gleichmäßig oder je nach Schwere der Krankheit?

Wissenschaftliche Integrität vs. wirtschaftlicher Druck: Sollte ein Forscher nicht eindeutige Ergebnisse veröffentlichen, auch wenn dies seiner Karriere oder den wirtschaftlichen Interessen seines Arbeitgebers schaden könnte?

Rechte des Einzelnen vs. Gemeinwohl: Wie stark können die Rechte des Einzelnen eingeschränkt werden, um die Gesellschaft als Ganzes zu schützen, wie es bei Quarantänemaßnahmen bei Epidemien der Fall ist?

Lebensende: Wann sollte die Entscheidung getroffen werden, eine Behandlung bei einem todkranken Patienten abzubrechen? Wer sollte diese Entscheidung treffen?

Tierversuche vs. Medizinischer Fortschritt: Ist es ethisch vertretbar, Tiere für Forschungszwecke zu verwenden, die zu vorteilhaften Behandlungen für Menschen führen könnten?

Ehrlichkeit vs. Mitgefühl: Sollte man immer die Wahrheit sagen, auch wenn dies Schaden verursachen könnte? Soll man z. B. einen Patienten über eine schlechte Prognose informieren, wenn er dadurch die Hoffnung verlieren könnte?

Jedes ethische Dilemma ist einzigartig und bietet keine einfache Lösung. Häufig hängt die Antwort vom Kontext, von persönlichen, kulturellen oder gesellschaftlichen Werten ab. Wenn man sich jedoch die Zeit nimmt, nachzudenken, zu diskutieren und die verschiedenen Aspekte jeder Situation abzuwägen, kann man zu einer Entscheidung gelangen, die zwar nicht perfekt ist, aber nach bestem Wissen und Gewissen und mit dem Ziel des Wohlergehens aller getroffen wird.

Das Lebensende und schwierige Entscheidungen

Es ist schwer, sich einen ergreifenderen oder komplexeren Moment vorzustellen als den, in dem das Leben zu erlöschen beginnt. Das Lebensende und die Entscheidungen, die es umgeben, sind eine feierliche

Reise, die jeder Einzelne und seine Familie durchlaufen kann, und jede Reise ist einzigartig, gefärbt von Nuancen der Emotionen, des Schmerzes, der Hoffnung und manchmal auch der Akzeptanz.

Erkennen Sie die Dämmerung: Noch bevor Sie sich in das Labyrinth der Entscheidungen begeben, ist es entscheidend, zu erkennen und zu akzeptieren, dass das Ende nahe ist. Diese Erkenntnis kann so plötzlich wie ein Schock oder so sanft wie eine Herbstbrise sein, aber sie ist unvermeidlich.

Behandlung oder Komfort: Soll man die kurative Behandlung fortsetzen oder sich für eine palliative Versorgung entscheiden? Dies ist eine der schwierigsten Entscheidungen, vor allem wenn die Hoffnung schwindet. Der Wunsch, das Leben zu verlängern, kann mit der Qualität des Lebens kollidieren.

Die Stimme des Patienten : Im Idealfall steht der Patient bei allen Entscheidungen im Mittelpunkt. Was aber, wenn er nicht in der Lage ist, sich selbst zu äußern? Dann wird die Patientenverfügung, sofern vorhanden, zu einem wertvollen Ratgeber.

Die Rolle der Familie: Angehörige sind oft hin- und hergerissen zwischen dem Wunsch, den geliebten Menschen am Leben zu erhalten, und dem Schmerz, ihn leiden zu sehen. Ihre Stimme ist wichtig, aber es ist entscheidend, sie mit den Wünschen und Bedürfnissen des Patienten zu mäßigen.

Ethische Dilemmasituationen: Von der Wiederbelebung bis zur Zwangsernährung kann jede Entscheidung wichtige ethische Implikationen haben. Wie findet man den Mittelweg zwischen "alles tun, was möglich ist" und "das Beste"?

Spirituelle und emotionale Begleitung: Für viele Menschen ist das Lebensende auch ein Moment der spirituellen Bestandsaufnahme. Die Begleitung, ob religiös oder weltlich, kann eine unschätzbare Unterstützung bieten.

Antizipierte   Trauer: Schon vor dem Verschwinden kann der Trauerprozess beginnen. Diese antizipierte Trauer zu erkennen, kann helfen, sie durchzustehen.

Das Danach : Wenn das Leben einmal ausgelöscht ist, ist die Reise noch nicht zu Ende. Die Angehörigen müssen nun durch ihren eigenen Schmerz, ihr Bedauern und ihre Erleichterung navigieren und den langen Prozess der Trauerarbeit beginnen.

Jede Entscheidung, die am Ende des Lebens getroffen wird, hat weitreichende Konsequenzen, nicht nur für den Patienten, sondern auch für alle, die ihn umgeben. Diese Momente sind zwar zutiefst schwierig, aber sie sind auch die Essenz unserer Menschlichkeit: Sie erinnern uns an unsere Verletzlichkeit, unsere gegenseitige Abhängigkeit und die Bedeutung jedes einzelnen Augenblicks.

Die Bedeutung der informierten Zustimmung.

An der Schnittstelle zwischen Medizin und Ethik befindet sich ein heiliges Prinzip: die informierte Einwilligung. Sie ist mehr als nur eine Unterschrift auf einem Formular, sie verkörpert die Essenz der Achtung vor dem Patienten und überträgt ihm die Macht und die Verantwortung für seine eigenen medizinischen Entscheidungen.

Die Autonomie des Patienten : Im Zentrum der Einwilligung nach Aufklärung steht die Achtung der individuellen Autonomie. Jeder Mensch wird als Individuum betrachtet, das in der Lage ist, Entscheidungen über sein eigenes Wohlergehen zu treffen, vorausgesetzt, er ist ausreichend informiert.

Offene Kommunikation: Damit eine Einwilligung wirklich "informiert" ist, muss der Angehörige eines Gesundheitsberufs dem Patienten alle notwendigen Informationen auf klare und verständliche Weise zur Verfügung stellen. Dies umfasst die Vorteile und Risiken, mögliche Alternativen und die Folgen einer Nichtbehandlung.

Mehr als nur Information: Der Prozess geht weit über die bloße Übermittlung von Informationen hinaus. Es handelt sich um einen Dialog, in dem der Patient Fragen stellen, seine Bedenken äußern und schließlich eine informierte Entscheidung treffen kann.

Schutz vor Missbrauch: Die Einwilligung nach Aufklärung wirkt auch als Bollwerk gegen unerwünschte Behandlungen und Eingriffe. In einer medizinischen Geschichte voller Misshandlungen und unethischer Experimente stellt dieser Grundsatz sicher, dass der Patient niemals nur eine Variable in einer Gleichung ist.

Erkennen von Grenzen : Natürlich gibt es Situationen, in denen die Einwilligung nach Aufklärung komplex sein kann, z. B. bei Patienten, die nicht in der Lage sind, Informationen zu verstehen oder Entscheidungen zu treffen. In diesen Fällen spielen gesetzliche Betreuer, Patientenverfügungen oder Ethikkommissionen eine entscheidende Rolle.

Ein kontinuierlicher Prozess: Die Einwilligung ist kein einmaliges Ereignis. Wenn sich die Behandlung weiterentwickelt oder neue Informationen verfügbar werden, muss der Dialog mit dem Patienten fortgesetzt werden, um sicherzustellen, dass seine Einwilligung während des gesamten Prozesses aufgeklärt bleibt.

Ein Pfeiler des Vertrauens: Abgesehen von seinen praktischen Auswirkungen ist die Einwilligung nach Aufklärung von grundlegender Bedeutung für den Aufbau und die Aufrechterhaltung des Vertrauens zwischen dem Patienten und dem Angehörigen der Gesundheitsberufe. Sie schafft eine partnerschaftliche Beziehung, in der beide Seiten respektiert und wertgeschätzt werden.

Die Einwilligung nach Aufklärung spiegelt eine moderne und ethische Medizin wider, in der der Patient nicht nur ein passiver Empfänger von Pflegeleistungen ist, sondern ein aktiver und informierter Akteur auf seinem eigenen Gesundheitsweg. Es ist eine Feier des Rechts jedes Einzelnen auf Würde, Respekt und Selbstbestimmung.

Kapitel 24 :
DIE BETREUUNG VON KINDERN
MIT BESONDEREN BEDÜRFNISSEN

Kinder mit Störungen
des autistischen Spektrums.

Im Herzen des menschlichen Mosaiks befindet sich eine Gruppe von Menschen, deren Art und Weise, die Welt wahrzunehmen, mit ihr zu interagieren und sich in ihr zu bewegen, sich oft von der Mehrheit unterscheidet. Diese Kinder mit Autismus-Spektrum-Störungen (ASD) bringen eine einzigartige Farbpalette in das Bild der Menschheit ein, stellen aber auch besondere Herausforderungen dar.

Was ist ASD? : Der Begriff "Spektrum" ist entscheidend für das Verständnis dieses Zustands. Das bedeutet, dass es keine zwei autistischen Kinder gibt, die in ihrer Darstellung oder ihren Bedürfnissen genau gleich sind. Einige haben vielleicht Kommunikationsschwierigkeiten und vermeiden Augenkontakt, während andere vielleicht eine besondere Begabung oder eine erhöhte Sinnesempfindlichkeit haben.

Herausforderungen im Alltag: Viele Kinder mit Autismus können erhöhte Ängstlichkeit empfinden, insbesondere in lauten oder chaotischen Umgebungen. Sie können auch Schwierigkeiten haben, soziale Nuancen zu verstehen, was sie anfällig für Spott oder Isolation machen kann.

Einzigartige Fähigkeiten: Es ist entscheidend zu erkennen, dass viele dieser Kinder auch über bemerkenswerte Talente und Fähigkeiten verfügen. Einige können sich in Bereichen wie Kunst, Musik oder Mathematik auszeichnen, während andere ein außergewöhnliches Gedächtnis oder die Fähigkeit haben, Details wahrzunehmen, die anderen vielleicht fehlen.

Ein auf das Kind ausgerichteter Ansatz : Die Betreuung von Kindern mit Autismus erfordert einen individuellen Ansatz. Was bei einem Kind funktioniert, kann bei einem anderen Kind nicht funktionieren. Der Schlüssel liegt darin, jedes Kind zu verstehen und zu akzeptieren, wie es ist, und gleichzeitig nach Wegen zu suchen, wie man ihm helfen kann, sich in einer Welt zurechtzufinden, die manchmal überwältigend erscheint.

Die Bedeutung der Integration: Anstatt zu versuchen, autistische Kinder zu "heilen" oder zu "verändern", liegt der Schwerpunkt nun auf Akzeptanz und Integration. Das bedeutet, ihnen die Unterstützung zu bieten, die sie benötigen, um ein erfülltes Leben zu führen, und gleichzeitig ihren einzigartigen Beitrag zur Gesellschaft zu würdigen.

Einbeziehung der Familie: Familien spielen eine grundlegende Rolle im Leben von Kindern mit Autismus. Sie sind oft ihre ersten Fürsprecher, Erzieher und Unterstützer. Die Zusammenarbeit mit den Familien ist für eine ganzheitliche Betreuung von entscheidender Bedeutung.

Auf dem Weg zu einer inklusiven Gesellschaft: Während das Verständnis und die Akzeptanz von ASD weiter wächst, bleibt noch viel zu tun. Eine integrative Gesellschaft ist eine, in der jedes Kind, ob mit oder ohne Autismus, für das geschätzt wird, was es ist, und in der jeder Einzelne die Möglichkeit hat, sein volles Potenzial zu entfalten.

Kinder mit ASD zu verstehen und zu unterstützen ist nicht nur eine Frage der Medizin oder der Bildung. Es ist eine Frage der Menschlichkeit. Es bedeutet anzuerkennen, dass jedes Individuum, unabhängig von seiner Neurodiversität, einen unschätzbaren Wert und eine einzigartige Rolle im großen Bild des Lebens zu spielen hat.

Kinder mit eingeschränkter Mobilität oder mit sensorischen Beeinträchtigungen.

Wenn man an die Kindheit denkt, stellt man sich oft Bilder von Spielen, Entdeckungen und fröhlichen Erlebnissen vor. Für manche Kinder sieht die Realität jedoch etwas anders aus. Diejenigen mit eingeschränkter Mobilität oder sensorischen Beeinträchtigungen stehen vor ganz eigenen Herausforderungen, erleben aber auch Momente der Freude und Erfüllung, die ebenso wertvoll sind.

Die Herausforderungen verstehen: Kinder mit eingeschränkter Mobilität können Schwierigkeiten bei alltäglichen Aktivitäten haben, die für viele selbstverständlich sind, sei es beim Gehen, Spielen oder sogar beim Anziehen. Kinder mit sensorischen Beeinträchtigungen, sei es des Seh- oder Hörvermögens oder anderer Sinne, müssen lernen, sich in einer Welt zurechtzufinden, die nicht immer auf ihre Bedürfnisse zugeschnitten ist.

Fähigkeiten jenseits von Herausforderungen: Es ist entscheidend zu erkennen, dass diese Kinder nicht durch ihre Herausforderungen definiert werden. Sie haben Leidenschaften, Talente und Bestrebungen wie alle anderen auch. Ein sehbehindertes Kind kann ein Talent für Musik haben, während ein Kind im Rollstuhl sich im Schwimmen oder im Rollstuhlbasketball auszeichnen kann.

Die Bedeutung von Unterstützung: Anpassungen, seien es Hilfsmittel, Technologien oder

Umweltveränderungen, können diesen Kindern sehr dabei helfen, unabhängiger zu werden und voll am Leben teilzunehmen.

Inklusion ist der Schlüssel: Eine inklusive Bildung, in der Kinder mit besonderen Bedürfnissen gemeinsam mit Gleichaltrigen lernen, fördert Akzeptanz, Verständnis und Kameradschaft. Dies ist nicht nur für das betroffene Kind von Vorteil, sondern auch für die gesamte Gemeinschaft, die den Wert von Vielfalt und Einfühlungsvermögen kennenlernt.

Die Bedeutung des Zuhörens: Um die bestmögliche Unterstützung zu bieten, ist es entscheidend, diesen Kindern und ihren Familien zuzuhören. Sie sind die besten Experten für ihre eigenen Erfahrungen.

Inspirierende Erfolge : Obwohl diese Kinder auf Hindernisse stoßen können, können sie mit der richtigen Unterstützung auch Unglaubliches erreichen. Die Geschichten von Menschen mit Beeinträchtigungen, die in Kunst, Sport, Wissenschaft und anderen Bereichen erfolgreich sind, können allen als Inspirationsquelle dienen.

Auf dem Weg zu einer angepassten Gesellschaft: In dem Maße, in dem die Gesellschaft sensibilisierter und integrativer wird, erweitern sich die Möglichkeiten für Kinder mit eingeschränkter Mobilität oder sensorischen Beeinträchtigungen immer weiter. Es ist eine kollektive Verantwortung, dafür zu sorgen, dass sie alle Chancen haben, sich zu entfalten und zur Gemeinschaft beizutragen.

Jedes Kind, unabhängig von seinen Herausforderungen, bringt der Welt einen unschätzbaren Wert. Indem wir ihr einzigartiges Potenzial erkennen und wertschätzen, können wir alle zu einer integrativeren und fürsorglicheren Zukunft beitragen.

Zusammenarbeit mit multidisziplinären Teams für eine integrative Versorgung.

In der weiten Welt des Gesundheitswesens ist zwar jede Fachkraft ein Stern, der in seinem eigenen Glanz erstrahlt, doch die wahre Magie entsteht erst, wenn sich diese Sterne zu Konstellationen verbinden. Die Zusammenarbeit mit multidisziplinären Teams ist genau diese Konstellation, in der verschiedene Fähigkeiten und Fachkenntnisse kombiniert werden, um eine integrative, patientenzentrierte Pflege zu bieten.

Das Wesen der Multidisziplinarität: Ein multidisziplinäres Team besteht aus verschiedenen Gesundheitsfachkräften - Ärzten, Krankenpflegern, Therapeuten, Psychologen, Ernährungsberatern, Sozialarbeitern und vielen anderen. Jeder trägt seinen Teil zum Gesamtbild bei und ermöglicht so eine 360-Grad-Sicht auf den Patienten.

Jenseits von beruflichen Silos: In der Vergangenheit arbeitete jeder Spezialist oft isoliert. Doch mit der Erkenntnis, wie bereichernd ein kooperativer Ansatz sein kann, hat sich das geändert. Heute ist die Pflege nicht mehr linear, sondern vernetzt, wobei jede Fachkraft ihre besondere Nuance einbringt.

Eine reibungslose Kommunikation : Das Herzstück der Zusammenarbeit ist eine offene und transparente Kommunikation. Besprechungen, Fallbesprechungen und klinische Überprüfungen sind Schlüsselmomente, in denen das Team sich austauscht, diskutiert und gemeinsam die Pflege plant.

Vorteile für den Patienten: Dank dieser Zusammenarbeit profitiert der Patient von einer umfassenden Betreuung. Anstatt allein durch das Labyrinth der Pflege zu navigieren, wird er von einem eingespielten Team begleitet, in dem jedes Mitglied zu einem kohärenten und individuellen Pflegeplan beiträgt.

Respekt für Fachwissen: Einer der Grundpfeiler dieser Zusammenarbeit ist der gegenseitige Respekt. Jeder Fachmann erkennt das Fachwissen des anderen an und weiß, wann er delegieren oder um Rat fragen muss. Diese Bescheidenheit und die gegenseitige Anerkennung stärken die Teamdynamik.

Ständige Weiterbildung: Die Zusammenarbeit endet nicht im Behandlungszimmer. Gemeinsame Schulungen, Workshops und Seminare sind wertvolle Momente, um Beziehungen zu stärken, Wissen auszutauschen und auf dem neuesten Stand der besten Praktiken zu bleiben.

Herausforderungen: Natürlich ist es nicht immer einfach, in einem Team **zu** arbeiten. Es kann zu Meinungsverschiedenheiten und Spannungen kommen. Aber mit einer offenen Kommunikation, einer gemeinsamen Vision und dem Willen, voranzukommen, können diese Herausforderungen überwunden werden.

Multidisziplinäre Zusammenarbeit ist nicht nur eine Arbeitsweise, sondern eine Philosophie. Sie erkennt an, dass die wirkliche Pflege eines Menschen einen ganzheitlichen Ansatz erfordert, bei dem Körper und Geist untrennbar miteinander verbunden sind und jede Fachkraft eine wesentliche Melodie in der Symphonie der integrativen Pflege spielt.

Kapitel 25 :
PÄDIATRISCHE NOTFÄLLE

Die Besonderheiten von Notfällen bei Kindern.

In der Hektik der Notaufnahme kann der Schrei eines Kindes das Herz besonders berühren. Pädiatrische Notaufnahmen sind eine besondere Welt, in der Zerbrechlichkeit auf Widerstandsfähigkeit trifft und Angst auf Hoffnung. Diese Besonderheit erfordert einen angepassten Ansatz, sowohl auf medizinischer als auch auf menschlicher Ebene.

- **Die unterschiedliche Physiologie** : Kinder sind nicht einfach Erwachsene im Miniaturformat. Ihre Physiologie unterliegt einem ständigen Wandel, vom Neugeborenen bis zum Teenager. Diese schnelle Veränderung erfordert eine genaue Kenntnis der einzelnen Entwicklungsphasen, denn was für einen Säugling normal ist, kann für ein älteres Kind alarmierend sein.
- **Mehrdeutige Symptome**: Bei Kindern, insbesondere bei jüngeren Kindern, kann der Ausdruck von Symptomen nuanciert sein. Bauchschmerzen können auf eine einfache Magen-Darm-Grippe hindeuten oder auf etwas Ernsteres wie eine Blinddarmentzündung. Die Kunst besteht darin, diese oft subtilen Signale zu interpretieren.
- **Angemessene Kommunikation**: Das Gespräch mit einem verängstigten oder hilflosen Kind erfordert eine sanfte und beruhigende Herangehensweise. Gesundheitsfachkräfte müssen oft die Rolle eines Detektivs übernehmen, der mit

Einfühlungsvermögen und Geduld die entscheidenden Informationen herausfiltert.

Die Bedeutung des Umfelds: Eltern oder Erziehungsberechtigte sind die unverzichtbaren Verbündeten. Ihre Kenntnisse über das Kind, ihre Beobachtungen und ihre Intuition können wertvolle Hilfsmittel für die Diagnose und Behandlung sein. Darüber hinaus ist ihre beruhigende Präsenz für das Kind von entscheidender Bedeutung.

Angepasste Ausrüstung: Von der Größe der Instrumente bis hin zur Dosierung von Medikamenten wird alles auf die besonderen Bedürfnisse von Kindern abgestimmt. Radiologie, Chirurgie und sogar die Beobachtung erfordern angepasste Geräte und Techniken.

Umfassende Betreuung: Über die Krankheit oder Verletzung hinaus hat ein Kind auch emotionale und psychologische Bedürfnisse. Die Betreuung umfasst nicht nur die medizinische Behandlung, sondern auch die psychologische Unterstützung, die Erziehung und die Vorbereitung auf mögliche Eingriffe.

Weiterbildung: Angesichts der Besonderheiten pädiatrischer Notfälle ist eine kontinuierliche Weiterbildung für die Fachkräfte von entscheidender Bedeutung. So können sie mit den neuesten Entwicklungen Schritt halten, ihre Fähigkeiten anpassen und ihre Vorgehensweise verfeinern.

Die pädiatrische Notaufnahme ist eine Welt, in der medizinische Wissenschaft auf die Kunst des Mitgefühls trifft. Jedes Kind, das durch diese Türen tritt, ist nicht nur ein Patient, sondern auch ein Versprechen für die Zukunft. Ein Versprechen, das die Fachkräfte durch eine angemessene, aufmerksame und wohlwollende Betreuung intakt zu halten versuchen.

Triage und Erstversorgung.

Inmitten des hektischen Treibens in der Notaufnahme ist der erste Schritt der medizinischen Versorgung oft die Triage. Dies ist eine entscheidende Phase, in der jede Sekunde zählt, in der es aber auch auf Genauigkeit ankommt. Im pädiatrischen Kontext ist dieser Prozess zusätzlich komplex und sensibel.

Die Sichtung: Erste Verteidigungslinie

Schnelle Einschätzung: Sobald das Kind ankommt, wird eine schnelle Einschätzung der Lebenszeichen vorgenommen. Ist es ein lebensbedrohlicher Notfall oder können Sie es sich leisten, noch ein paar Minuten zu warten?

Sammeln von Informationen: Parallel dazu ist es entscheidend, schnell Informationen von den Eltern oder Erziehungsberechtigten einzuholen. Die Krankengeschichte, die eingenommenen Medikamente, die Beschreibung der Symptome - all das kann wertvolle Hinweise auf den Zustand des Kindes liefern.

Kategorisierung: Je nach der anfänglichen Beurteilung wird das Kind in verschiedene Dringlichkeitsstufen eingeteilt. Diese Kategorisierung ermöglicht es, die Patienten effektiv an die entsprechenden Ressourcen zu verweisen.

Die Erstversorgung: Stabilisieren und orientieren

Stabilisierung: Bei den schwersten Fällen ist es vorrangig, das Kind zu stabilisieren. Dies kann Sauerstoffzufuhr, Flüssigkeitsauffüllung, Temperaturregulierung oder andere lebensrettende Maßnahmen beinhalten.

Ausführliche Beurteilung: Sobald sich das Kind stabilisiert hat, wird eine ausführlichere Beurteilung durchgeführt. Dies kann körperliche Untersuchungen,

Laboranalysen, Röntgenaufnahmen oder andere diagnostische Tests umfassen.

Kommunikation: Die Eltern zu informieren ist ein entscheidender Schritt. Sie müssen über den Zustand ihres Kindes, die geplanten Eingriffe und die Untersuchungsergebnisse auf dem Laufenden gehalten werden. Diese Kommunikation sollte klar, transparent und von Mitgefühl geprägt sein.

Überweisung: Je nach den Ergebnissen der Beurteilung könnte das Kind für einen Krankenhausaufenthalt, eine Operation oder eine Beobachtung überwiesen oder einfach mit speziellen Anweisungen nach Hause geschickt werden.

Die Triage und die Erstversorgung sind entscheidende Schritte in der Behandlung von Kindernotfällen. Sie erfordern sowohl ein hohes Maß an medizinischem Fachwissen als auch tiefe Menschlichkeit. Jede Entscheidung, jede Geste zählt, denn hinter jedem Kind verbirgt sich eine Geschichte, eine Familie und eine Zukunft voller Versprechungen.

Die Vorbereitung auf seltenere Notsituationen.

In der hektischen Welt der Notfallversorgung, in der viele Szenarien routinemäßig vorkommen, gibt es Situationen, die aufgrund ihrer Seltenheit selbst den erfahrensten Praktiker überraschen können. Auch wenn sie weniger häufig vorkommen, ist die Vorbereitung auf diese ungewöhnlichen Notfälle von entscheidender Bedeutung, da ihr unerwartetes Auftreten kritisch sein kann.

Die Seltene, Die Geheimnisvolle und Die Unerwartete

Weiterbildung: Die Medizin ist ein Bereich, der sich ständig weiterentwickelt. Weiterbildung, ob theoretisch oder praktisch, ist ein Grundpfeiler der Vorbereitung. Seminare, Workshops und Simulationen, die seltenen Krankheiten oder ungewöhnlichen klinischen Situationen gewidmet sind, können einen großen Unterschied machen.

Spezielle Notfallprotokolle: Vordefinierte Protokolle für seltene Situationen zu haben, ermöglicht eine schnelle und strukturierte Reaktion. Ob es sich um einen Biss von einem exotischen Tier, eine seltene Vergiftung oder eine unerwartete Tropenkrankheit handelt, ein Handlungsleitfaden kann lebensrettend sein.

Spezialausrüstung und Medikamente: Einige Notfallszenarien erfordern eine spezielle Ausrüstung oder Medikamente. Obwohl sie selten sind, ist ihre sofortige Verfügbarkeit von entscheidender Bedeutung.

Zusammenarbeit zwischen Krankenhäusern: Die Zusammenarbeit mit Fach- oder Referenzzentren kann wertvolle Unterstützung bieten. Diese Einrichtungen, die oft für den Umgang mit speziellen Fällen ausgerüstet sind, können fachkundigen Rat geben oder sogar einen Patienten für eine Spezialbehandlung aufnehmen.

Sensibilisierung der Mitarbeiter: Alle Teammitglieder müssen informiert und geschult werden, um seltene Notfälle zu erkennen und darauf reagieren zu können. Regelmäßige Aufklärung, auch über Fälle, mit denen sie noch nie in Berührung gekommen sind, rüstet sie mit entscheidendem Wissen aus.

Simulationen und praktische Übungen: Die Simulation einer seltenen Notfallsituation ermöglicht es den Teams, ohne das tatsächliche Risiko zu üben. Diese Simulationen helfen, Lücken zu erkennen, Fähigkeiten zu verbessern und das Vertrauen des Teams zu stärken.

Erfahrungsaustausch: Jede erlebte seltene Notfallsituation ist eine Gelegenheit zum Lernen. Erfahrungsberichte, in denen der Einsatz analysiert wird, was gut funktioniert hat und was hätte verbessert werden können, sind entscheidend für die Verfeinerung zukünftiger Praktiken.

Die Welt der Notfälle ist unvorhersehbar. Aber selbst in dieser Welt, in der jede Sekunde zählt, unterstreicht die Vorbereitung auf seltene Notfallsituationen die unerschütterliche Verpflichtung der Angehörigen der Gesundheitsberufe, in jeder Situation die bestmögliche Versorgung zu bieten. Es ist dieser Tanz mit dem Unbekannten, die Fähigkeit, sich anzupassen und mit Kompetenz und Mitgefühl zu reagieren, die den medizinischen Beruf so großartig macht.

Kapitel 26 :
WEITERBILDUNG UND
BERUFLICHE ENTWICKLUNG

Die Bedeutung von Aktualisierungen Fähigkeiten.

Das Universum ist ständig im Wandel begriffen, und die Berufswelt ist davon nicht ausgenommen. In jedem Jahrzehnt, in jedem Jahr und sogar jeden Tag entstehen neue Informationen, Technologien, Methoden und Ideen. In diesem Meer aus Fortschritt und Innovationen ist es nicht nur empfehlenswert, seine Fähigkeiten auf den neuesten Stand zu bringen, es ist sogar unerlässlich. Aber warum genau?

Sich an den technologischen Wandel anpassen: Jeden Tag tauchen neue Werkzeuge und Technologien auf, die die Art und Weise, wie wir arbeiten und interagieren, revolutionieren. Egal, ob Sie Arzt, Ingenieur, Lehrer oder Künstler sind, Sie müssen sich unbedingt mit diesen neuen Methoden vertraut machen, um in Ihrem Bereich relevant und effizient zu bleiben.

Auf die wechselnden Bedürfnisse des Marktes eingehen: Die Erwartungen des Marktes - Arbeitgeber, Kunden oder Patienten - ändern sich ständig. Die Aktualisierung der Kompetenzen stellt sicher, dass die Fachkräfte auf diese wechselnden Bedürfnisse reagieren und eine hochwertige Dienstleistung oder ein hochwertiges Produkt anbieten können.

Berufliche Sicherheit gewährleisten: In einer wettbewerbsorientierten Welt laufen diejenigen, die sich nicht weiterentwickeln, Gefahr, ins Hintertreffen zu geraten. Die regelmäßige Aktualisierung von Kompetenzen sorgt für mehr berufliche Sicherheit, indem sie den Einzelnen zu einem wertvollen Gut für seine Organisation macht.

Stärkung des Selbstbewusstseins: Zu wissen, dass man auf seinem Gebiet auf dem neuesten Stand ist, stärkt das Selbstbewusstsein. Dadurch kann man berufliche Herausforderungen selbstbewusst angehen, weil man weiß, dass man über die Werkzeuge und das Wissen verfügt, die man braucht, um erfolgreich zu sein.

Förderung der persönlichen Entwicklung: Lebenslanges Lernen ist nicht nur beruflich von Vorteil. Es nährt auch den Geist, fördert die Neugier und bietet persönliche Befriedigung. Es ist eine Möglichkeit, Veränderungen anzunehmen, sich intellektuell zu bereichern und als Individuum weiter zu wachsen.

Förderung von Innovation: Wenn Menschen ihre Fähigkeiten aktualisieren, sind sie nicht nur besser informiert, sondern auch innovationsfreudiger. Sie können altes und neues Wissen kombinieren, um etwas völlig Neues zu schaffen.

Die Aktualisierung der Kompetenzen ist ein Kompass auf der stürmischen Reise der Berufswelt. Sie bietet eine Richtung, sorgt für Relevanz und stellt sicher, dass der Einzelne, welche Wellen der Veränderung die Zukunft auch immer bereithält, nicht nur bereit ist, sich ihnen zu stellen, sondern sie auch mit Anmut und Kompetenz zu surfen.

Ressourcen für die Weiterbildung.

Lebenslanges Lernen ist unerlässlich, um auf dem Laufenden zu bleiben, sich beruflich weiterzuentwickeln und sich an die wechselnden Anforderungen unserer modernen Welt anzupassen. Ob es darum geht, eine neue Software zu erlernen, eine bestimmte Technik zu vertiefen oder sich mit den neuesten Entwicklungen in einem Bereich vertraut zu machen - es gibt verschiedene

Ressourcen, die dieses ständige Streben nach Wissen unterstützen. Lassen Sie uns gemeinsam einige dieser wertvollen Ressourcen erkunden.

1. Online-Kurse und MOOCs :
Auf zahlreichen Plattformen wie Coursera, edX, Udemy und Khan Academy werden Online-Kurse angeboten, die ein breites Spektrum an Themen abdecken. Einige dieser Kurse werden von renommierten Universitäten und Experten auf ihrem Gebiet angeboten.

2. Workshops und Seminare :
In verschiedenen Städten und Institutionen werden regelmäßig Workshops veranstaltet, die eine gezielte Ausbildung zu bestimmten Themen bieten. Diese Veranstaltungen bieten auch Gelegenheit zum Networking.

3. Fachkonferenzen :
Sie sind eine Goldgrube an Informationen, die den Teilnehmern die Möglichkeit bieten, die neuesten Trends zu entdecken, Experten zu treffen und in bereichernde Diskussionen einzutauchen.

4. Webinare :
Viele Organisationen bieten regelmäßig Webinare zu aktuellen Themen an, sodass man lernen kann, ohne reisen zu müssen.

5. Bücher und Veröffentlichungen :
Ob E-Books, gedruckte Bücher oder Fachzeitschriften - Literatur ist nach wie vor eine wertvolle Ressource für die Weiterbildung.

6. Netzwerke von Fachleuten :
Gruppen wie LinkedIn bieten Lernmöglichkeiten durch Artikel, Diskussionen und Fachgruppen.

7. Institute und Ausbildungszentren :
Einige Zentren bieten Fortbildungsprogramme an, die speziell auf Berufstätige zugeschnitten sind, die ihre Fähigkeiten vertiefen möchten.

8. Podcasts und Lernvideos :
Podcasts und pädagogische YouTube-Kanäle sind eine flexible und angenehme Art, unterwegs oder in der Freizeit zu lernen.

9. Tutorials und Leitfäden :
Für technischere Fähigkeiten gibt es zahlreiche, oft kostenlose Online-Tutorials, die Schritt für Schritt anleiten können.

10. Simulationen und Lernspiele :
Spielbasiertes Lernen wird zunehmend als wirksam anerkannt, vor allem bei praktischen Fertigkeiten.

11. Mentoring-Programme :
Einen Mentor zu haben, kann persönliche Anleitung und praktisches Feedback bieten, um die berufliche Entwicklung zu erleichtern.

12. Staatliche Ressourcen :
Einige Regierungen bieten Programme oder Zuschüsse für die berufliche Weiterbildung an, da sie deren Bedeutung für die wirtschaftliche Entwicklung anerkennen.

Um die Vorteile der Weiterbildung zu maximieren, ist es entscheidend, neugierig, offen und proaktiv zu bleiben. Es geht darum, Verbesserungsbereiche zu erkennen, nach geeigneten Ressourcen zu suchen und sich voll und ganz auf den Lernprozess einzulassen. Schließlich ist Lernen in der heutigen schnelllebigen Landschaft eine Reise, die nie wirklich endet.

Die Rolle Berufsverbände.

Die Rolle der Berufsverbände ist vielfältig und in der heutigen Berufslandschaft von entscheidender Bedeutung. Diese Verbände spielen eine entscheidende Rolle bei der Vertretung, der Entwicklung und dem Schutz der Interessen ihrer Mitglieder, wobei sie in vielen Fällen auch dem öffentlichen Interesse dienen. Lassen Sie uns in die Welt der Berufsverbände eintauchen und gemeinsam ihren Einfluss und ihre Wirkung entdecken.

Wenn sich eine Person dazu entschließt, einem Berufsverband beizutreten, dann nicht nur, um eine Mitgliedskarte für die Brieftasche zu bekommen, sondern vielmehr, um Teil einer Gemeinschaft zu werden. Diese Gemeinschaft besteht aus Berufstätigen, die ähnliche Bestrebungen haben, vor ähnlichen Herausforderungen stehen und versuchen, in ihrem jeweiligen Bereich herausragende Leistungen zu erbringen.

Diese Verbände bieten in erster Linie **eine Vertretung**. Sie sind die Stimme ihrer Mitglieder gegenüber Regierungen, Institutionen, Arbeitgebern und der breiten Öffentlichkeit. Wenn eine Gesetzesänderung ansteht oder eine neue Politik am Horizont zu erkennen ist, mischen sich die Verbände ein, um sicherzustellen, dass die Interessen ihrer Mitglieder berücksichtigt werden.

Sie spielen auch eine entscheidende Rolle in **der allgemeinen und beruflichen Bildung**. Die von ihnen angebotenen Konferenzen, Workshops, Webinare und Publikationen ermöglichen es den Mitgliedern, sich über die neuesten Trends, Forschungen und Innovationen auf dem Laufenden zu halten. Außerdem bieten sie die Möglichkeit, Gleichgesinnte zu treffen, Ideen auszutauschen und berufliche Kontakte zu knüpfen.

Zertifizierung und Regulierung sind weitere zentrale Aspekte. Einige Verbände bieten anerkannte Zertifizierungen an, die sicherstellen, dass ihre Mitglieder hohe Standards in Bezug auf Kompetenz und Ethik erfüllen. In einigen Bereichen kann eine solche Zertifizierung sogar für die Ausübung der Tätigkeit vorgeschrieben sein.

Berufsverbände spielen auch eine **unterstützende** Rolle. Mitglieder können sich bei Schwierigkeiten an sie wenden, sei es in ethischen Fragen, bei beruflichen Streitigkeiten oder beim Wohlbefinden am Arbeitsplatz. Sie können auch Ressourcen für psychische Gesundheit, Stressbewältigung oder berufliche Umschulung anbieten.

Schließlich sollten wir nicht ihre Rolle bei **der Entwicklung von Normen und Praktiken** vergessen. Indem sie Experten zusammenbringen, können sie Richtlinien, Verhaltenskodizes und Standards entwickeln, die einen ganzen Berufsstand prägen.

Berufsverbände sind weit mehr als nur bürokratische Gebilde. Sie sind das schlagende Herz eines Berufsstandes und sorgen dafür, dass jedes Mitglied ausgerüstet, ausgebildet, vertreten und unterstützt wird. Sie stärken Integrität, Kompetenz und Spitzenleistungen und sorgen dafür, dass ihre jeweiligen Berufe dynamisch, relevant und im Dienste des Gemeinwohls bleiben.

Kapitel 27 :
SICH WEITERBILDEN UND
WEITERENTWICKELN
ALS KINDERKRANKENPFLEGER

Weiterbildungen und Fachausbildungen.

Die Dynamik der modernen Medizin, die sich ständig weiterentwickelt, erfordert von den Angehörigen der Gesundheitsberufe eine ständige Aktualisierung ihrer Kenntnisse und Fähigkeiten. So spielen Fort- und Weiterbildungen sowie Fachausbildungen in diesem Zusammenhang eine wesentliche Rolle und bieten den Gesundheitsfachkräften das nötige Rüstzeug, um den aktuellen und zukünftigen Herausforderungen ihres Berufs gerecht zu werden.

Die **Weiterbildung** zeichnet sich durch die Verpflichtung aus, während des gesamten Berufslebens Unterricht zu besuchen, der den ursprünglichen Lehrplan ergänzt. Sie ermöglicht es, neue Fähigkeiten zu erwerben, sich mit technologischen Fortschritten und neuesten Forschungsergebnissen vertraut zu machen und die eigene Praxis an die sich ändernden Anforderungen des Berufs anzupassen.

Fortbildungen sind so wichtig, dass sie in vielen Ländern zu einer Pflicht für die Verlängerung von Berufslizenzen und -zulassungen geworden sind. Diese Programme sind in der Regel um spezifische Module herum strukturiert, die von Aktualisierungen zu gängigen Krankheitsbildern bis hin zu Schulungen zu innovativen Medizinprodukten reichen.

Spezialisierte Ausbildungen hingegen bieten ein tiefes Eintauchen in bestimmte Bereiche der Medizin. Nach einer allgemeinen medizinischen Ausbildung kann sich eine Fachkraft im Gesundheitswesen für eine Spezialisierung entscheiden, z. B. in Kardiologie, Neurologie oder Kinderchirurgie. Diese Ausbildungen konzentrieren sich auf die Besonderheiten, Fähigkeiten und Kenntnisse, die erforderlich sind, um sich in einer medizinischen Nische auszuzeichnen.

Neben den klinischen Fähigkeiten umfassen diese Ausbildungen häufig auch Module zur medizinischen Ethik, zur Kommunikation zwischen Patient und Arzt sowie zum Management von Gesundheitsdiensten. Auf diese Weise bereiten sie die Fachkräfte darauf vor, Führungsrollen innerhalb ihres Fachgebiets zu übernehmen.

Diese Schulungen können verschiedene Formen annehmen:

- **Online-Kurse**: Ermöglichen Flexibilität und Lernen im eigenen Tempo.
- **Workshops und Seminare**: Bieten eine direkte Interaktion mit Experten und Gleichgesinnten.
- **Medizinische Simulationen**: Nutzt Technologie, um klinische Szenarien nachzustellen.
- **Klinische Praktika**: Ermöglichen beaufsichtigte praktische Erfahrungen.

Die Realität ist, dass die Medizin niemals stagniert. Neue Forschungsergebnisse verändern ständig unser Verständnis von Krankheiten, neue Technologien bieten bessere Behandlungsmöglichkeiten und die Bedürfnisse der Patienten ändern sich. Vor diesem Hintergrund sind Weiterbildungen und Fachausbildungen nicht nur Instrumente zur beruflichen Weiterbildung, sondern der Grundpfeiler, der eine qualitativ hochwertige, angemessene und innovative Medizin gewährleistet.

Die Bedeutung von Supervision und Mentoring.

Im medizinischen Bereich, wie auch in vielen anderen Berufsfeldern, haben Supervision und Mentoring einen hohen Stellenwert. Sie fungieren als Leuchttürme, die aufstrebende Fachkräfte durch die Komplexität ihres Berufes führen und gleichzeitig eine kontinuierliche und strukturierte Entwicklung fördern.

Supervision ist eine begleitete Praxis, bei der eine erfahrene Fachkraft, der Supervisor, eine andere, oft weniger erfahrene Fachkraft bei der Reflexion ihrer Praxis begleitet. Ihr Ziel ist es, die Qualität der Patientenversorgung zu gewährleisten, die Kompetenzen der supervidierten Fachkraft zu erweitern und sie in komplexen oder emotional belastenden Situationen zu unterstützen. Die Supervision bietet einen sicheren Rahmen, um Fälle zu besprechen, Bedenken auszutauschen, mögliche Fehler zu analysieren und aus Erfahrungen zu lernen.

Mentoring hingegen ist eine umfassendere berufliche Beziehung, bei der ein Mentor die persönliche und berufliche Entwicklung seines Mentees unterstützt. Im Gegensatz zur Supervision, die sich häufig auf bestimmte Fälle oder Situationen konzentriert, umfasst das Mentoring eine langfristige Vision und hilft dem Mentee, sich in seiner Karriere zurechtzufinden, berufliche Ziele zu setzen, ein Netzwerk aufzubauen und fundierte Entscheidungen zu treffen. Ein Mentor fungiert als Führer, der seine Erfahrungen mitteilt, Ratschläge erteilt und manchmal einfach nur zuhört.

Hier erfahren Sie, warum Supervision und Mentoring von entscheidender Bedeutung sind:

Sicherstellung der Qualität der Versorgung: Durch regelmäßige Fallbesprechungen mit Gleichaltrigen oder erfahrenen Fachkräften können Praktiker sicherstellen, dass ihre Versorgung den höchsten Standards entspricht.

Kontinuierliche berufliche Weiterentwicklung: Diese regelmäßigen Interaktionen fördern die Reflexion, das Hinterfragen und das ständige Lernen.

Emotionale Unterstützung: Der Arztberuf kann emotional anstrengend sein. Jemanden zum Reden zu haben, der die besonderen Herausforderungen des Berufs versteht, ist von unschätzbarem Wert.

Karrierenavigation: Mentoren können dabei helfen, Möglichkeiten zu erkennen, berufliche Ziele festzulegen und eine wertvolle Perspektive auf der Grundlage ihres eigenen Werdegangs zu bieten.

Berufliches Netzwerk: Mentorinnen und Mentoren können Mentees mit Schlüsselkontakten bekannt machen, Türen öffnen und dabei helfen, erfolgreiche Kooperationen aufzubauen.

Burnout-Prävention: Indem sie Raum für die Diskussion von Herausforderungen, den Austausch von Gefühlen und die Einholung von Ratschlägen bieten, können Supervision und Mentoring zur Burnout-Prävention beitragen.

Stärkung der Berufsethik: Regelmäßige Diskussionen über ethische Dilemmas, berufliche Werte und Normen helfen, Ethik und Integrität zu stärken.

Supervision und Mentoring sind keine bloßen Akte der Großzügigkeit oder des Altruismus. Sie sind Ausdruck eines Berufsstandes, der sich zutiefst um seine Integrität, die Qualität seiner Leistungen und das Wohlergehen seiner Mitglieder sorgt. Diese Interaktionen stärken Resilienz, Kompetenz und Mitgefühl - Eigenschaften, die für jeden

Angehörigen der Gesundheitsberufe von entscheidender Bedeutung sind.

Karriereaussichten und Spezialisierungen.

Im Bereich der Pädiatrie sowie in den damit verbundenen medizinischen und paramedizinischen Berufen sind die Karrieremöglichkeiten und Spezialisierungen umfangreich und vielfältig. Dieses breite Spektrum an Optionen ermöglicht es Fachkräften, einen Weg zu verfolgen, der ihren Interessen, Fähigkeiten und Leidenschaften entspricht.

1. Unterspezialisierungen in der Pädiatrie :
   Pädiatrische Kardiologie: befasst sich mit Herzerkrankungen bei Kindern.
   Pädiatrische Endokrinologie: Schwerpunkt auf endokrinen Störungen bei Jugendlichen.
   Neonatologie: spezialisiert auf die Pflege von Neugeborenen, insbesondere von Frühgeborenen.
   Pädiatrische Neurologie: befasst sich mit neurologischen Störungen bei Kindern.
   Pädiatrische Onkologie: konzentriert sich auf die Diagnose und Behandlung von Krebs bei Kindern.
   Pädiatrische Rheumatologie: befasst sich mit Muskel- und Skeletterkrankungen sowie Autoimmunerkrankungen bei Kindern.
2. Erweiterte Rollen :
   Practical Pediatric Nurse: Eine erweiterte Rolle, die Krankenschwestern und Krankenpfleger in die Lage versetzt, Diagnosen zu stellen, Behandlungen durchzuführen und eine kontinuierliche Pflege zu gewährleisten.

Laktationsberaterin: Spezialistin für die Bedürfnisse des Stillens und der Ernährung von Säuglingen.

3. Suche :

Forscher in der Pädiatrie: Konzentriert sich auf die Erforschung neuer Methoden zur Behandlung, Diagnose oder Vorbeugung von Kinderkrankheiten.

4. Administrative Rollen :

Leiter/in einer Kinderklinik: Beaufsichtigt den Betrieb einer Kinderklinik oder -abteilung und stellt sicher, dass die Versorgungsstandards eingehalten werden.

Leiter der pädiatrischen Abteilung: Höhere Rolle in der Krankenhausverwaltung mit Schwerpunkt auf der Pädiatrie.

5. Bildung und Ausbildung :

Klinischer Erzieher in der Pädiatrie: bildet Mitarbeiter in den besten Praktiken der Kinderpflege aus.

Professor für Pädiatrie: unterrichtet Pädiatrie an höheren Bildungseinrichtungen.

6. Paramedizinische Spezialisierungen :

Pädiatrische Physiotherapeutin/pädiatrischer Physiotherapeut: ist auf die Physiotherapie von Kindern spezialisiert.

Pädiatrische Logopädin: Behandelt Sprach- und Sprechstörungen bei Kindern.

7. Interdisziplinäre Bereiche :

Psychosoziale Pädiatrie: konzentriert sich auf die psychologischen und sozialen Aspekte der pädiatrischen Versorgung.

Medizinische Ethik in der Pädiatrie: spezialisiert sich auf ethische Dilemmas, die speziell in der Pädiatrie auftreten.

8. Internationale und humanitäre Entwicklung :

Globale Pädiatrie: arbeitet an weltweiten Problemen der Kindergesundheit, oft in Kontexten mit begrenzten Ressourcen oder bei humanitären Krisen.

9. Technologie und Innovation :

Pädiatrische Telemedizin: Nutzt Technologie, um pädiatrische Versorgung aus der Ferne anzubieten.

Bioingenieurin mit Schwerpunkt Pädiatrie: entwickelt medizinische Technologien für Kinder.

Die Pädiatrie bietet, wie die meisten medizinischen Bereiche, eine Vielzahl von Möglichkeiten, sich zu spezialisieren, sich weiterzuentwickeln und seine Nische zu finden. Diese Spezialisierungen ermöglichen nicht nur eine bessere Versorgung der Kinder, sondern bieten den Fachkräften auch eine Fülle von Wahlmöglichkeiten für ihren Karriereweg.

Kapitel 28 :
DIE ZUKUNFT DER PÄDIATRIE: INNOVATIONEN UND ENTWICKLUNGEN

Neue Technologien im Dienste der Pädiatrie.

Der technologische Fortschritt hat das Gesundheitswesen grundlegend verändert, und die Pädiatrie bildet hier keine Ausnahme. Diese Innovationen bieten nicht nur neue Diagnose- und Behandlungsmethoden, sondern auch Möglichkeiten, die Erfahrungen von Patienten und ihren Familien zu verbessern. Lassen Sie uns untersuchen, wie die neuen Technologien der Pädiatrie dienen :

1. Telemedizin :
    Fernkonsultationen: Ermöglicht es Spezialisten, Patienten in entlegenen Gebieten oder zu Hause zu konsultieren, wodurch die Notwendigkeit von Reisen, die für Familien oft stressig sind, verringert wird.
    Fernüberwachung: Tragbare Geräte können Vitaldaten in Echtzeit an medizinisches Fachpersonal übermitteln und ermöglichen so eine kontinuierliche Überwachung ohne Krankenhausaufenthalt.
2. Fortgeschrittene medizinische Bildgebung :
    MRT und PET-Scan: Diese nichtinvasiven Verfahren liefern detaillierte Bilder von Organen und Geweben und helfen bei der Frühdiagnose und der Behandlungsplanung.
3. Virtuelle (VR) und erweiterte (AR) Realität :
    Ablenkung und Entspannung: VR kann eingesetzt werden, um Kinder bei schmerzhaften Eingriffen oder Verfahren abzulenken.

Rehabilitation: AR kann bei der motorischen Rehabilitation helfen, indem die Übungen spielerischer gestaltet werden.

4. Digitale Anwendungen und Plattformen :

Nachverfolgung von Patienten : Mithilfe von Apps können Eltern das Wachstum, die Entwicklung, die Impfungen und andere Aspekte der Gesundheit ihres Kindes verfolgen.

Bildung: Bildungsplattformen bieten Informationen über Krankheiten, Behandlungen und Prävention.

5. Robotik :

Chirurgie: Roboter unterstützen Chirurgen bei präziseren und weniger invasiven Eingriffen.

Soziale Betreuung: Roboter wie "Pepper" können mit Kindern im Krankenhaus interagieren, sie unterhalten und trösten.

6. 3D-Drucker :

Prothesen und Geräte: Maßgeschneiderte Herstellung von medizinischen Geräten für Kinder.

Modellierung: Chirurgen können vor einem echten Eingriff an 3D-Modellen der Organe eines Patienten üben.

7. Genomik und personalisierte Medizin :

Frühdiagnose: Die Genomsequenzierung kann helfen, genetische Krankheiten zu erkennen, bevor Symptome auftreten.

Gezielte Therapien : Die Behandlungen können je nach dem genetischen Profil des Kindes angepasst werden.

8. Künstliche Intelligenz (KI) :

Diagnose: KI kann bei der schnellen Analyse komplexer Daten, z. B. medizinischer Bilder, helfen und so die Diagnose unterstützen.

Vorhersage: Die KI kann Muster in den Patientendaten erkennen, um Komplikationen oder Rückfälle vorherzusagen.

9. Soziale Netzwerke und Foren :

Unterstützung durch die Gemeinschaft: Eltern und Pflegekräfte können Ratschläge austauschen, Erfahrungen teilen und emotionale Unterstützung finden.

Diese sich ständig weiterentwickelnden Technologien haben das Potenzial, die Pädiatrie zu verändern und die Pflege effizienter, weniger invasiv und patientenzentrierter zu machen. Es ist jedoch entscheidend, sich diesen Innovationen mit Vorsicht zu nähern, die Ausbildung der Fachkräfte sicherzustellen und die Sicherheit und Privatsphäre der Patienten zu wahren.

Vielversprechende medizinische Forschungen und Fortschritte

Die Welt der Medizin befindet sich in einem ständigen Wandel, mit wichtigen Durchbrüchen, die das Potenzial haben, unsere diagnostischen und therapeutischen Ansätze auf den Kopf zu stellen. Hier ein Überblick über vielversprechende medizinische Forschungen und Fortschritte :

1. Immuntherapie bei Krebs :
Dies ist ein Ansatz, bei dem das Immunsystem des Patienten stimuliert wird, um Krebszellen zu bekämpfen. Sie zeigt spektakuläre Ergebnisse, insbesondere bei Melanomen und bestimmten Lungenkrebsarten.

2. Gentherapie :
Auf dem Gebiet der Gentherapie, bei der versucht wird, defekte Gene zu ersetzen oder zu reparieren, wurden unglaubliche Fortschritte erzielt. Dies könnte potenziell seltene genetische Krankheiten behandeln oder heilen.

3. CRISPR-Cas9 :

Dabei handelt es sich um eine hochmoderne Technologie, mit der DNA-Abschnitte "geschnitten und geklebt" werden können, was Möglichkeiten eröffnet, genetische Mutationen an der Quelle zu korrigieren.

4. Regenerative Medizin und 3D-gedruckte Gewebe :

Die Verwendung von Stammzellen zur Regeneration von beschädigtem oder verloren gegangenem Gewebe und Organen wird derzeit erforscht. Gekoppelt mit dem 3D-Druck könnte dies potenziell die Schaffung von Ersatzorganen ermöglichen.

5. Neurotechnologien :

Gehirnimplantate und direkte neuronale Schnittstellen könnten bei der Behandlung von neurologischen Störungen wie Parkinson, Lähmungen oder sogar bestimmten Formen von Depressionen helfen.

6. Mikrobiom und Gesundheit :

Die Rolle des Mikrobioms (die Gesamtheit der in unserem Körper vorhandenen Mikroorganismen) für unsere Gesundheit wird zunehmend anerkannt. Neue probiotische Therapien oder Mikrobiota-Transplantationen werden erforscht, um verschiedene Krankheiten zu behandeln, die von Darmbeschwerden bis hin zu neurologischen Erkrankungen reichen.

7. Künstliche Intelligenz in der Medizin :

KI wird für die Bilddiagnose, die Vorhersage von Epidemien und die Personalisierung von Behandlungen eingesetzt und revolutioniert so die medizinische Entscheidungsfindung.

8. Nanotechnologie :

Nanoroboter oder Nanopartikel könnten zur gezielten Abgabe von Medikamenten oder zur Behandlung von Schäden auf zellulärer Ebene eingesetzt werden.

9. Virtuelle und erweiterte Realität :

Über die Anwendung zur Schmerzbehandlung oder Rehabilitation hinaus werden sie auch für die medizinische Ausbildung verwendet und bieten realistische Simulationen.

10. Personalisierte Medikamente :

Das Verständnis der individuellen genetischen Unterschiede kann dazu beitragen, personalisierte Behandlungsmethoden zu entwickeln, die Wirksamkeit der Medikamente zu erhöhen und Nebenwirkungen zu verringern.

Diese Fortschritte sind zwar vielversprechend, bedürfen aber einer strengen Bewertung, um ihre Sicherheit und Wirksamkeit zu gewährleisten. Internationale Zusammenarbeit, klinische Studien und Ethik spielen eine entscheidende Rolle, um sicherzustellen, dass diese Innovationen möglichst vielen Menschen zugute kommen und gleichzeitig die Würde und Autonomie der Patienten gewahrt bleibt.

Zukünftige Herausforderungen für den Kinderkrankenpfleger.

Die Welt der Kinderkrankenpflege ist im Wandel begriffen, und damit auch die Rolle des Kinderkrankenpflegers. Mehrere Herausforderungen warten am Horizont auf diese Berufsgruppen, seien es technologische, gesellschaftliche oder solche, die mit dem Wesen der Pädiatrie selbst zusammenhängen.

1. Technologie und Telemedizin :

Mit dem Aufkommen der Telemedizin müssen Krankenpfleger nicht nur die technischen Hilfsmittel beherrschen, sondern auch wissen, wie sie eine menschliche Beziehung über einen Bildschirm aufrechterhalten können. Auch die Beurteilung von Symptomen aus der Ferne kann sich als schwieriger erweisen.

2. Chronische Krankheiten :

Die Zunahme chronischer Krankheiten bei Kindern, wie Diabetes oder Asthma, erfordert, dass der

Kinderkrankenpfleger in der langfristigen Behandlung dieser Krankheiten geschult wird.

3. Psychologische Bedürfnisse :
Da psychische Störungen bei jungen Menschen zunehmen, müssen Kinderkrankenpfleger stärker in der Erkennung und Intervention von psychischen Erkrankungen geschult werden.

4. Kulturelle Vielfalt :
Da die Welt zunehmend globalisiert ist, müssen Krankenpfleger Patienten mit unterschiedlichem kulturellem Hintergrund behandeln, was eine angepasste und respektvolle Herangehensweise erfordert.

5. Antibiotikaresistenz :
Dies führt dazu, dass bestimmte Infektionen immer schwieriger zu behandeln sind, was Krankenpfleger vor Herausforderungen bei der Prävention, der Aufklärung und dem Behandlungsmanagement stellt.

6. Weiterbildung :
Die Notwendigkeit, ständig mit den medizinischen Fortschritten und neuen Pflegemethoden Schritt zu halten, wird eine robuste Weiterbildung erfordern.

7. Multidisziplinäre Zusammenarbeit :
Die Arbeit im Team mit anderen Gesundheitsspezialisten wird für die Bereitstellung einer ganzheitlichen und integrierten Versorgung von entscheidender Bedeutung sein.

8. Ethische Fragen :
Technologische Fortschritte, insbesondere in den Bereichen Genetik und Lebensende, bringen ethische Dilemmata mit sich, die von Krankenpflegern sorgfältig navigiert werden müssen.

9. Der Mangel an Fachkräften :
Da die Nachfrage nach Kinderkrankenpflege steigt, kann es in bestimmten Regionen oder Fachgebieten zu einem Mangel an Kinderkrankenpflegern kommen.

10. Kostenmanagement :

Angesichts der zunehmenden Komplexität der Pflege und der angespannten Haushaltslage können Kinderkrankenpfleger vor Herausforderungen in Bezug auf die Ressourcenverwaltung und die Effizienz stehen.

Angesichts dieser Herausforderungen muss der Kinderkrankenpfleger anpassungsfähig, belastbar, aber auch innovativ sein, um weiterhin eine qualitativ hochwertige Versorgung der Kinder zu gewährleisten und ihre Familien zu unterstützen.

SCHLUSSFOLGERUNG

Kinderkrankenpfleger,
ein wichtiges Bindeglied
in den Pflegeverlauf des Kindes ein.

Der Kinderkrankenpfleger nimmt eine zentrale Stellung im Behandlungsverlauf des Kindes ein und fungiert als eine Art Pfeiler zwischen dem Kind, seiner Familie und allen Angehörigen der Gesundheitsberufe. Diese Rolle ist zwar von entscheidender Bedeutung, wird aber in ihrem Umfang und ihrer Komplexität häufig unterschätzt.

Kinder mit ihrer Zerbrechlichkeit, ihrer Unfähigkeit, ihre Gefühle immer auszudrücken, und ihrer Abhängigkeit von Erwachsenen erfordern besondere Aufmerksamkeit und Fachkenntnisse. Der Kinderkrankenpfleger zeichnet sich nicht nur durch seine kindgerechten klinischen Fähigkeiten aus, sondern auch durch seinen ganzheitlichen Ansatz, der sich auf das gesamte Wohlbefinden des jungen Patienten konzentriert.

Sobald ein Kind in ein Krankenhaus oder eine Klinik eingeliefert wird, ist der Kinderkrankenpfleger oft die erste Anlaufstelle. Er beurteilt den Gesundheitszustand des Kindes, macht sich mit seiner Krankengeschichte vertraut und baut ein Klima des Vertrauens auf. Darüber hinaus ist die Fähigkeit des Krankenpflegers, subtile Anzeichen von Not oder Schmerzen bei Kindern zu erkennen, von entscheidender Bedeutung, insbesondere bei jüngeren Kindern, die ihre Beschwerden nicht immer verbalisieren können.

Die Rolle des Kinderkrankenpflegers umfasst jedoch nicht nur die technische und klinische Pflege, sondern auch eine wesentliche Beziehungs- und Erziehungsdimension. Er informiert und beruhigt die Eltern, die angesichts der Krankheit ihres Kindes oft ängstlich oder hilflos sind. Er leitet sie an, berät und unterstützt sie und übernimmt manchmal die Rolle eines Vermittlers zwischen der Familie und dem medizinischen Team.

Der Kinderkrankenpfleger ist auch ein Pädagoge. Er berät die Eltern bei der häuslichen Pflege, bei der Verabreichung von Medikamenten und bei der Prävention. Er kann auch im Bereich der therapeutischen Erziehung tätig werden, insbesondere bei Kindern mit chronischen Krankheiten, und ihnen beibringen, wie sie mit ihrer Krankheit im Alltag umgehen können.

Die Koordination der Pflege ist ein weiterer wesentlicher Aspekt der Rolle des Kinderkrankenpflegers. Er arbeitet eng mit Ärzten, Fachärzten, Physiotherapeuten, Psychologen und vielen anderen zusammen und sorgt so für eine kohärente und umfassende Betreuung des Kindes.

Schließlich spielt der Kinderkrankenpfleger eine herausragende Rolle bei der Langzeitbetreuung, insbesondere bei Kindern mit chronischen oder seltenen Krankheiten. Er achtet auf die Kontinuität der Pflege und stellt sicher, dass das Kind während seines gesamten medizinischen Werdegangs die bestmöglichen Maßnahmen erhält.

Der Kinderkrankenpfleger ist aufgrund seiner Vielseitigkeit, seines Fachwissens und seiner Nähe zum Kind und seiner Familie unbestreitbar ein wichtiges Glied im Behandlungsablauf. Seine Rolle geht weit über die klassische Krankenpflege hinaus und macht ihn zu einem unschätzbaren Verbündeten für kranke Kinder und ihre Familien.

Glossar medizinischer Fachbegriffe.

Ablation: Die oftmals chirurgische Entfernung oder Exzision eines Körperteils.

Schärfe: Schärfe oder Klarheit, wird oft in Bezug auf das Sehen verwendet.

Lymphadenopathie: Schwellung oder Vergrößerung der Lymphknoten.

Alopezie: Verlust von Haaren oder Körperbehaarung.

Anämie: Verringerung der Anzahl der roten Blutkörperchen oder der Menge an Hämoglobin im Blut.

Anästhesie: Verlust von Empfindungen, der in der Regel absichtlich herbeigeführt wird, um Schmerzen während eines medizinischen Eingriffs zu verhindern.

Antiseptikum: Substanz, die das Wachstum von Mikroorganismen verhindert.

Asthenie: Allgemeine Müdigkeit oder Schwäche.

Biopsie: Entnahme einer Gewebeprobe zur mikroskopischen Untersuchung.

Kachexie: Schwere Schwächung und Abmagerung im Zusammenhang mit der Krankheit.

Cholezystitis: Entzündung der Gallenblase.

Zyanose: Bläuliche Verfärbung der Haut aufgrund von Sauerstoffmangel.

Dyspnoe: Schwierigkeiten beim Atmen.

Ultraschall: Medizinische Bildgebungstechnik, die Ultraschall verwendet.

Fibrom: Gutartiger Tumor, der aus faserigem Gewebe besteht.

Hämatom: Ansammlung von Blut in einem Gewebe infolge einer Blutung.

Hyperplasie: Eine abnormale Zunahme der Anzahl von Zellen in einem Gewebe oder Organ.

Hypoxie: Verminderte Menge an Sauerstoff, die dem Gewebe zur Verfügung steht.

Idiopathisch: Ein Begriff, der zur Beschreibung einer Krankheit verwendet wird, deren Ursache unbekannt ist.

Infarkt: Nekrose eines Gewebebereichs aufgrund einer unzureichenden Sauerstoffversorgung.

Gelbsucht: Gel**bfärbung** der Haut und der Augen aufgrund einer Ansammlung von Bilirubin im Blut.

Lymphom: Krebs des Lymphsystems.

Unwohlsein: Ein allgemeines Gefühl des Unwohlseins oder der Krankheit.

Nekrose: Zelltod in einem Gewebe oder Organ.

Ödem: Schwellung aufgrund einer abnormalen Ansammlung von Flüssigkeit im Gewebe.

Palliativ: Eine Behandlung, die Symptome lindert, ohne die Krankheit zu heilen.

Polyurie: Übermäßige Urinproduktion.

Folgeerscheinungen: Verbleibende Auswirkungen einer Krankheit oder Verletzung nach der Heilung.

Tachykardie: Ungewöhnlich schneller Herzschlag.

Xenotransplantation: Transplantation eines Organs oder Gewebes von einer Spezies auf eine andere.

Dieses Glossar ist nur ein Entwurf und deckt nicht alle medizinischen Begriffe ab. Es ist immer besser, eine medizinische Fachkraft zu konsultieren, wenn Sie eine detaillierte Erklärung bestimmter Begriffe oder Bedingungen benötigen.

Ressourcen und Berufsverbände.

Die Pädiatrie wird, ebenso wie andere Bereiche der Medizin, von einer Reihe von Ressourcen und Berufsverbänden unterstützt, die eine wesentliche Rolle bei der Ausbildung, Unterstützung, Forschung und Interessenvertretung von Fachkräften spielen. Im Folgenden finden Sie eine nicht erschöpfende Liste von Ressourcen und Berufsverbänden, die für Kinderkrankenpfleger und andere in der Pädiatrie tätige Gesundheitsfachkräfte relevant sind:

American Academy of Pediatrics (AAP): Eine führende Organisation in den USA, die Informationen, Richtlinien und Ressourcen sowohl für Angehörige der Gesundheitsberufe als auch für die breite Öffentlichkeit zu verschiedenen Aspekten der Kindergesundheit von der frühen Kindheit bis ins Jugendalter bereitstellt.

Die Association of Pediatric Nurse Practitioners (NAPNAP): Eine US-amerikanische Vereinigung, die sich praktizierenden Krankenpflegern in der Pädiatrie widmet. Sie bietet Ressourcen für Weiterbildung, Forschung und Anwaltschaft.

European Society for Paediatric Research (ESPR): Eine Organisation, die die pädiatrische Forschung in Europa fördern soll.

Association française de pédiatrie ambulatoire (AFPA): Ein Verband, der Fachleute rund um die ambulante Pädiatrie in Frankreich zusammenbringt.

Canadian Pediatric Association (CPA): Sie fördert die Gesundheit und das Wohlergehen von Kindern und Jugendlichen in Kanada.

Association pour la pédiatrie ambulatoire et communautaire (APAC): Ein französischsprachiger Verband, der sich auf die Pädiatrie außerhalb des Krankenhauses konzentriert.

International Pediatric Association (IPA): Eine globale Organisation, die nationale, regionale und spezialisierte pädiatrische Vereinigungen aus der ganzen Welt zusammenbringt, um die Gesundheit von Kindern zu verbessern.

Association of Paediatric Anaesthetists of Great Britain and Ireland (APAGBI): Eine Organisation mit Schwerpunkt auf der Kinderanästhesie.

Die Association of Pediatric Hematology/ Oncology Nurses (APHON) : Ein Verband, der sich Krankenpflegern widmet, die auf pädiatrische Hämatologie und Onkologie spezialisiert sind.

Fachzeitschriften: Zahlreiche Zeitschriften wie "Pediatrics", "The Journal of Pediatrics" und "Archives of Disease in Childhood" bieten aktuelle Forschungsergebnisse und Fallstudien für Fachleute.

Online-Foren und -Gruppen: Im digitalen Zeitalter gibt es zahlreiche Online-Foren und Diskussionsgruppen, in denen pädiatrische Fachkräfte Informationen, Erfahrungen und Ratschläge austauschen können.

Je nach Land und Region gibt es weitere spezifische Verbände und Ressourcen. Für Fachkräfte ist es von entscheidender Bedeutung, sich bei diesen Organisationen zu engagieren, um auf dem Laufenden zu bleiben, Zugang zu Weiterbildungsressourcen zu erhalten, sich mit Kollegen zu vernetzen und sich aktiv an der Verteidigung und Förderung der Kindergesundheit zu beteiligen.

Bibliografie.

Eine Bibliografie für ein so weites Feld wie die Pädiatrie zu erstellen, wäre eine monumentale Aufgabe. Dennoch folgt hier eine Liste allgemeiner und einflussreicher Referenzen zu verschiedenen Aspekten der Pädiatrie. Diese Referenzen werden als wichtige Ressourcen für pädiatrische Fachkräfte anerkannt :

Nelson Textbook of Pediatrics von R.M. Kliegman, B. Stanton, J. St. Geme, N.F. Schor, and R.E. Behrman - Ein grundlegendes Referenzhandbuch für die Pädiatrie.

Pediatric Primary Care von C.E. Burns, A.M. Dunn, M.W. Brady, N.B. Starr, and C. Blosser - Orientiert sich an der pädiatrischen Primärversorgung, insbesondere für praktizierende Krankenpfleger.

Pediatric Nursing: Caring for Children and Their Families von N. Potts und B.L. Mandleco - Eine ausführliche Krankenpfleger-Perspektive auf die pädiatrische Pflege.

The Harriet Lane Handbook by The Johns Hopkins Hospital - Eine praktische Ressource für das klinische Management in der Pädiatrie.

Pediatric Physical Examination: An Illustrated Handbook von K.D. Jarvis - Leitfaden zur körperlichen Untersuchung von Kindern, mit Illustrationen.

Pediatric Drug Formulary by the Committee on Drugs of the American Academy of Pediatrics - Ein wichtiger Leitfaden für die Arzneimitteltherapie bei Kindern.

Oski's Pediatrics: Principles and Practice von J.A. McMillan, M.W. DeAngelis, R.D. Feigin, and C.D. Warshaw - Ein weiteres umfassendes Nachschlagewerk für Pädiatrie.

Child Behavior: A Guide for Professionals von R. Illingworth - Eine Erkundung normaler und abnormaler Verhaltensweisen bei Kindern.

Pediatric Radiology: The Requisites von J. Blickman - Ein Leitfaden für die pädiatrische Bildgebung.

Pediatric Infectious Diseases: Principles and Practice von S. Long, L.K. Pickering, and C.G. Prober - Ein umfassendes Nachschlagewerk zu pädiatrischen Infektionskrankheiten.

Es ist wichtig zu beachten, dass die genauen Titel und Autoren je nach Ausgabe variieren können. Darüber hinaus ist diese Liste nicht erschöpfend und deckt nur einen Bruchteil der Ressourcen ab, die pädiatrischen Gesundheitsfachkräften zur Verfügung stehen. Es wird empfohlen, regelmäßig die neuesten Ausgaben zu konsultieren und sich auf Fachzeitschriften zu beziehen, um aktuelle Informationen über Fortschritte in der Pädiatrie zu erhalten.

Hier finden Sie eine Liste mit wichtigen französischsprachigen Referenzen zu verschiedenen Aspekten der Pädiatrie :

Pädiatrie von M. Lenoir und P. Sznajder - Eine grundlegende Ressource für die Ausbildung in der Pädiatrie.

Pädiatrie auf der Entbindungsstation von C. Casper - Ein Leitfaden für die Betreuung von Neugeborenen auf der Entbindungsstation.

Krankenpfleger Pädiatrie von P. Aujard und A. Die Kinder- und Jugendpsychiatrie in Deutschland - Ein Überblick über die Arbeit der Kinder- und Jugendpsychiatrie in Deutschland.

Mémento de pédiatrie von F. Bourillon - Eine komprimierte Ressource für eine schnelle

Wiederholung der wichtigsten Konzepte in der Pädiatrie.

Pädiatrische Notfälle von V. Bounes und A. Martrille - Eine Perspektive auf Notfälle in der Pädiatrie.

Bildgebung in der Pädiatrie von J.-N. Dacher - Ein Leitfaden zur spezifischen Bildgebung in der Pädiatrie.

Pädiatrische Infektiologie von F. Angoulvant und E. Launay - Ein ausführliches Werk über Infektionskrankheiten in der Pädiatrie.

Traité de nutrition de la personne âgée von B. Moullec, C. Jeandel, and L. Cynober - Obwohl der Schwerpunkt auf älteren Menschen liegt, wird auch die Ernährung über das gesamte Altersspektrum hinweg behandelt.

Pädiatrische Chirurgie von J.M. Guys, O. Reinberg, and D. Varlet - Eine Referenz für die chirurgischen Aspekte der Pädiatrie.

Précis de pédiatrie naturopathique: Le top santé pour nos enfants von N. Werker und V. Pardo - Für diejenigen, die sich für ganzheitlichere oder komplementäre Ansätze interessieren.

Wie bei der englischsprachigen Liste ist unbedingt zu beachten, dass die genauen Titel und Autoren je nach Ausgabe variieren können. Außerdem ist diese Liste nicht erschöpfend. Es wird empfohlen, regelmäßig die neuesten Ausgaben zu konsultieren und sich auf Fachzeitschriften zu beziehen, um aktuelle Informationen über Fortschritte in der deutschsprachigen Pädiatrie zu erhalten.

www.ingramcontent.com/pod-product-compliance
Lightning Source LLC
Chambersburg PA
CBHW072152290526
45794CB00004B/1494